Helicobacter pylori

Tratamiento natural

Autor: Adolfo Pérez Agustí

He escrito este libro con esmero y dedicación para ayudar a Ceferina Doncel, a quien aprecio intensamente.

Edita: Ediciones Masters

Fernán Caballero, 4-1º dcha.

28019 MADRID (Spain)

www.edicionesmasters.com

edicionesmasters@gmail.com

La Helicobacter pylori, una bacteria endémica, es responsable del 90% de los casos de úlcera péptica y también se relaciona con el cáncer gástrico, la dispepsia no ulcerosa y el linfoma tipo MALT (Linfoma del Tejido Linfoide Asociado a las Mucosas). Es posible que se encuentre infectada más de la mitad de la población mundial y en algunos países la cifra llega hasta el 70% de la población, aumentando su prevalencia en sectores socioeconómicos bajos.

Se trata de una bacteria que vive únicamente en el estómago humano. Aunque la relación del bacilo con el epitelio es antigua debido a que gran parte de la población se halla colonizada, tan sólo cerca del 10% de las personas infectadas desarrollan patologías.

En las últimas décadas, la investigación sobre el Helicobacter pylori se ha incrementado, y poco a poco, se ha averiguado más sobre la fisiopatología de este microorganismo, como la presencia de genes involucrados en la patogenicidad, indicando con ello que no es precisamente una bacteria totalmente inocua, pero tampoco el mayor patógeno en el epitelio estomacal. Mediante la presente revisión se pretende abarcar algunos aspectos sobre la bacteria, su relación y beneficios con el huésped, así como los procesos patológicos que puede desencadenar. Finalmente, se indican los procedimientos basados en la medicina natural para su control.

CAPÍTULO **1**

INTRODUCCIÓN

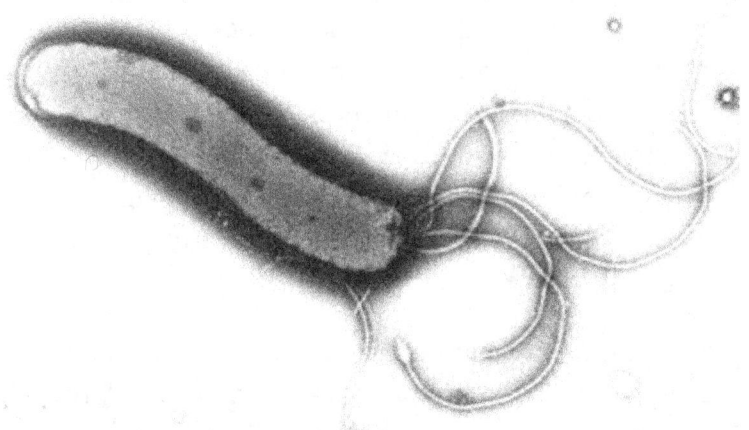

Barry J. Marshall y Robin Warren, dos investigadores australianos que descubrieron la bacteria Helicobacter pylori y su papel en la gastritis y la úlcera péptica, fueron los ganadores del Premio Nobel de Fisiología o Medicina.

En ese momento, cuando Warren y Marshall anunciaron sus resultados, renació la vieja creencia en la enseñanza médica de que el estrés y el estilo de vida eran las principales causas de la úlcera péptica. Warren y Marshall refutaron el dogma, y es evidente que pronto se supo que el H. pylori causaba más de 90% de las úlceras duodenales y hasta el 80% de las úlceras gástricas.

La comunidad clínica, sin embargo, ha llegado a sus propias conclusiones, y ha asumido el premio con escepticismo y mucha crítica y por eso tuvo que pasar mucho tiempo antes de que su descubrimiento fuera ampliamente aceptado. Tenían que demostrar su teoría con evidencias clínicas y experimentos. En 1985, por ejemplo, Marshall fue sometido a biopsia gástrica para demostrar que no llevaba la bacteria, y después fue entonces deliberadamente infectado por sí mismo para demostrar que, de hecho, causaba la enfermedad gástrica aguda.

Este experimento fue publicado en el Diario Médico de Australia y se describió el desarrollo de una enfermedad leve, durante un curso de 2 semanas, que demostró histológicamente que era gastritis. Este extraordinario acto de Marshall avaló la extrema dedicación y su compromiso con la investigación que generó uno de las más radicales e importantes impactos en los últimos 50 años -la percepción de la patología gastroduodenal-. Su investigación realizada sobre el H. pylori ha sido uno de los paradigmas más estudiados en la biología de los patógenos, allanando de manera intensa y agitada la investigación básica y clínica acerca de una actividad que condujo a 25.000 publicaciones científicas hasta la fecha.

Para darse cuenta de la enorme respuesta de los avances científicos y clínicos de las comunidades, se inició la publicación de una revista llamada 'Helicobacter'.

Así que el bacilo Gram negativo curvado H. pylori se ha convertido en motivo de controversia en todo el mundo.

Barry Marshall y Robin Warren, los dos descubridores de este organismo (ya descubierto inicialmente en 1975) que fueron galardonados con el Nobel en 2005 en la materia Fisiología y Medicina, como lo más impactante en ciencias médicas.

La Helicobacter pylori (H. pylori) al microscopio óptico y con el uso de colorantes tales como hematoxilina-eosina, tinción de Warthin-Starry o el Giemsa modificada, se observa como un bacilo gram negativo con forma curvilínea y multiflagelado cuyo tamaño varía a lo ancho entre 0,5 a 1 μm y a lo largo desde 2,5 hasta 6,5 μm, omitiendo el tamaño de los flagelos que pueden ser de hasta 30 μm.

El estudio mediante pruebas enzimáticas ha permitido identificar al H. pylori y catalogarlo como catalasa, oxidasa y ureasa positivo. En el ser humano, esta colonización abarca cerca del 50% de la población mundial, especialmente los habitantes en los países en vía de desarrollo.

Esta se inicia desde la infancia indicando con ello un equilibrio entre la bacteria y su ambiente, así como la respuesta inmunológica, con ello revelando un proceso coevolutivo.

El estómago que siempre fue considerado como un sitio libre de bacterias, ya que por su ambiente ácido era improbable que alguna creciera allí, pasó a ser la residencia de ciertos microorganismos desde el descubrimiento de los doctores Robin Warren y Barry Marshall en 1983, y desde entonces prácticamente se ha reescrito los libros de gastroenterología en cuanto a patologías se refiere.

Sin duda, uno de los rasgos más notable del H. pylori es la gran diversidad genética que han descubierto los diferentes estudios hasta la fecha, incluyéndose la diversidad de la secuencia conservadas de genes que puede llegar hasta un 6%, la variabilidad de los elementos móviles de ADN, y el hecho que en el ser humano se han registrado dos cepas, clasificadas como tipo I y tipo II. Gracias a esta diversidad genética, se ha favorecido el interés por seguir las investigaciones, no solo desde el punto de vista genético, sino también desde la epidemiología, clínica, y salud pública entre otros.

Como consecuencia, se ha generado una serie de controversias entre especialistas de todas partes del mundo, sustentando ideas opuestas e incluso radicales, que van desde desconocer tal agente como el responsable directo de diversas patologías, hasta señalarle como único factor causal o de riesgo. El objetivo de este libro es realizar una revisión de los potenciales beneficios fisiológicos, así como los riesgos causados por el microorganismo.

CAPÍTULO 2

EL H. PYLORI Y EL EPITELIO GÁSTRICO

Se estima que el 30-80% de la población adulta está infectada, y aunque habitualmente no produce por sí misma ningún síntoma digestivo, sí que desempeña un papel fundamental en el desarrollo de la úlcera péptica y la gastritis crónica. También parece ser un factor de riesgo para el desarrollo de cáncer gástrico.

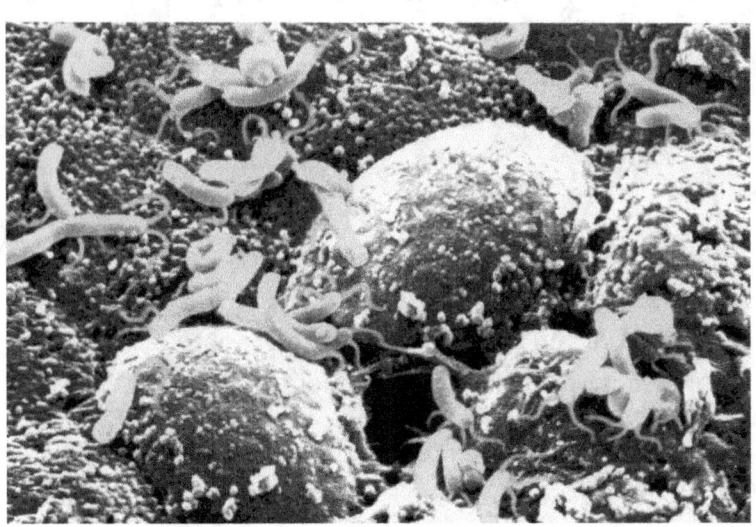

Ahora se admite que es una de las causas de gastritis crónica superficial, gastritis crónica activa, úlcera péptica y adenocarcinoma gástrico.

La infección se encuentra en un rápido declive en la mayoría de los países occidentales, debido principalmente al éxito de los regímenes terapéuticos y la mejora de la higiene personal y comunitaria que impide volver a la infección. La erradicación en algunos de los países ha sido muy prometedora y el patógeno fue declarado como especie en peligro de extinción bacteriana.

Había que volver a restaurarle. Sin embargo, la situación es exactamente opuesta en muchos de los países en desarrollo debido al fracaso del tratamiento y la aparición de resistencia a los medicamentos.

Hábitat:

El estómago que hasta entonces era considerado un medio estéril, la idea fue replanteada en 1983 cuando los doctores Warren y Marshall hablaron sobre la existencia de una bacteria causante de patologías gástricas.

La bacteria inicialmente se denominó Campylobacter pylori, y tras secuenciar su genoma, lo renombraron como H. pylori.

Hasta el momento, se sabe que el epitelio gástrico humano es el único nicho ecológico del microorganismo, por ello se ha estimado que la bacteria no es exclusivamente un patógeno, sino más bien un agente anfibiótico, es decir, puede vivir en mutualismo con algunos huéspedes, mientras que en otros es capaz de desarrollar la enfermedad bajo ciertas condiciones, como con los productos de los genes vacA, cagA babA y sabA.

En el estómago humano, la región anatómica denominada antro es donde se lleva a cabo la mayor colonización por parte del H. pylori. Debido a la presencia de los flagelos en sus polos, puede desplazarse hasta entrar en contacto con el epitelio gástrico, al que se puede unírse gracias a la presencia de adhesinas como la hialuronidasa que le permite interactuar con receptores epiteliales como los TLR (Toll Like Receptors); de esta forma no sólo asegura su unión, sino que evita ser desplazado a zonas del tracto digestivo en donde no puede colonizar.

Todo este proceso de colonización puede tardar hasta una semana, ya que entre otras cosas debe activar la ureasa para convertir la urea en amoniaco para evitar la acción de los ácidos y escapar a la respuesta inmune. Muchas veces este éxito en la unión no solo despierta una respuesta inflamatoria leve o "benigna" sino que el desarrollo de cambios en el ambiente estomacal protege al organismo de otros patógenos.

También favorece la aparición de diferentes patologías, iniciando unas lesiones leves del epitelio con disminución en la producción de moco o atrofia de las microvellosidades, hasta el desarrollo del adenocarcinoma gástrico.

Estas últimas ocurren, especialmente ante la presencia de cepas con islas de patogenicidad, así como ante personas que desarrollan una respuesta inmunitaria inadecuada.

Por ello esta bacteria ha sido objeto de controversias y estudios, que han permitido dilucidar su papel, tanto fisiológico como patológico. Desde lo fisiológico, se resalta el aumento en la producción de ión amonio que actúa como tampón disminuyendo el pH estomacal previniendo el daño sobre la unión gastroesofágica (antro pilórico), así como también favorece el aumento de la presión del esfínter esofágico inferior, evitando el reflujo y con ello el subsecuente daño sobre el epitelio del esófago.

El aspecto patológico es mucho más amplio y va desde el desarrollo de gastritis agudas, hasta el desarrollo neoplasias malignas como el linfoma tipo MALT o el adenocarcinoma los cuales, sin un tratamiento adecuado, pueden comprometer la vida de la persona.

Al estudiar este microorganismo, en lo referente al papel desempeñado por los mecanismos inmunitarios celulares y humorales presentes durante la infección, vemos cómo estos son determinantes en la evolución de la enfermedad. También existe un gran interés por el estudio de la genética bacteriana, tanto es así que se ha logrado secuenciar completamente el genoma del H. pylori, y gracias a esos estudios se han identificado dos tipos de bacterias que infectan el epitelio estomacal, así como también se identificaron genes e islas de patogenicidad responsables de convertir una cepa inocua, en una cepa agresiva para el epitelio.

Sin duda alguna continuará las investigaciones en este campo, contribuyendo así al incremento en el conocimiento sobre la bacteria, su relación con el epitelio, sus potenciales beneficios, así como sus potenciales procesos patológicos.

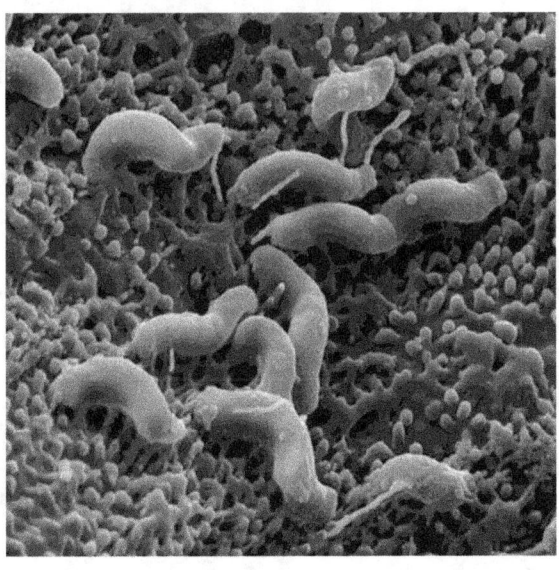

Vías de transmisión:

La transmisión del H. pylori es principalmente por vía oral-oral y fecal-oral; la primera debido a la presencia transitoria de bacterias en la boca que se pueden trasmitir por compartir utensilios, y la segunda por beber fuentes de agua o alimentos contaminados los cuales actúan como reservorios temporales para la bacteria.

Esta capacidad de transmisión se debe en primera instancia a la capacidad de supervivencia temporal al medio ambiente que presenta la bacteria y por la presencia de factores de riesgos que facilitan la propagación del micro-organismo, tales como, las altas tasas de hacinamiento, malas condiciones socio-económicas y deficientes condiciones de higiene. La infección se da principalmente durante la infancia, aunque las manifestaciones se presentan en la vida adulta tardía.

CAPÍTULO 3

BENEFICIOS

Cuánto tiempo llevan los seres humanos albergando el H. pylori es todavía una cuestión discutible. Sin embargo, se acepta que este organismo ha colonizado en los seres humanos, posiblemente, desde hace muchos miles de años, y el éxito de la persistencia en el estómago puede ser un motivo para creer que este organismo es ventajoso para su anfitrión.

Se ha demostrado que el H. pylori produce un péptido denominado cecropina-like (péptidos antibacterianos) con altas propiedades antimicrobianas. Otro estudio revela que los niños infectados con H. pylori tienen menos probabilidades de tener diarrea que los niños sin ello. Curiosamente, se ha producido un marcado descenso de los casos de úlcera péptica y cáncer gástrico en el siglo XX. Coincidiendo con esto, se observa un aumento dramático en la incidencia de la enfermedad por reflujo gastroesofágico (ERGE), el esófago de Barrett y el adenocarcinoma de esófago en los países occidentales.

Esta observación dio lugar a la especulación de que H. Pylori puede de alguna manera estar asociado con estas enfermedades y quizá ser capaz de prevenir su aparición.

Los estudios también han demostrado que las cepas de H. Pylori pueden reducir la acidez del estómago, y se cree que el aumento del pH por el H. Pylori previene del ERGE, el esófago de Barrett y adenocarcinoma de esófago. Por el contrario, otros argumentos que se han hecho alegan que aunque el H. Pylori puede impedir el reflujo de estas enfermedades asociadas, el riesgo de adquirir cáncer gástrico a través de H. Pylori supera con mucho los posibles beneficios que puede ofrecer. A pesar de esta controversia, los informes recientes han demostrado un papel protector del H. Pylori en la esofagitis por reflujo erosiva. Sin embargo, hay especialistas que alegan que al existir drogas antisecretoras, parece absurdo mantener a un peligroso microorganismo que se ha asociado con un carcinoma.

Las complejidades de la función de la bacteria H. Pylori en la salud y la enfermedad pueden ser plenamente conocidas sólo si se analiza la biología de los patógenos como yuxtapuestos al medio ambiente (la alimentación y los hábitos alimenticios). El cáncer de estómago es una enfermedad de alta letalidad y el establecimiento de H. Pylori como factor de riesgo de esta patología merece un enfoque para identificar a las personas en mayor riesgo. Sin embargo, la infección con este organismo es muy común y la mayoría de las personas colonizadas nunca desarrollan la enfermedad.

Las actividades de investigación deben centrarse en esta realidad, e identificar las poblaciones que nunca desarrollan cáncer gástrico a pesar de las tasas de infección.

Los indios por ejemplo, rara vez desarrollan cáncer gástrico, y la incidencia es muy baja o nula (las tasas ajustadas por edad están alrededor del 3 por 100.000), en comparación con otras poblaciones, como el japonés. Esto pone en debate una nueva dimensión que es el medio ambiente, la dieta y el estilo de vida, que no se ha demostrado como factores desencadenantes.

Aunque muchos investigadores están convencidos de que los resultados patológicos del H. pylori son mucho más perjudiciales que cualquier efecto beneficioso de su presencia, hay suficientes evidencias de que la fuerte ausencia de esta bacteria en el estómago puede provocar cáncer de intestino en algunos países. Por lo tanto, existe una urgente necesidad de evaluar cuidadosamente los riesgos y beneficios del H. pylori, aunque el papel que cumple en el desarrollo de cáncer de intestino debe ser aclarado cuanto antes. De no hacerse así, millones de personas estarán siendo tratadas para erradicar de su organismo a una bacteria que quizá sea beneficiosa.

Lo que apenas se reconoce es que el H. pylori se digiere a sí mismo para destruir bacterias patógenas que el sistema inmunitario no puede eliminar.

En unas pruebas efectuadas en Israel, se llegó a la conclusión de que la alta acidez en el estómago que provoca la infección por Helicobacter pylori, es un freno para el desarrollo de gérmenes productores de diarrea.

Además, la inmunidad estimulada en general por la infección crónica por Helicobacter, puede ayudar a evitar el desarrollo de gérmenes productores de diarrea. Otros posibles beneficios de la infección por Helicobacter, sería una cierta resistencia a sufrir asma y cáncer de esófago.

Para decidir cuál es el mejor tratamiento para H. pylori, puede ser necesario realizar una endoscopia y extraer una biopsia en el revestimiento del estómago. Esto permite ver el crecimiento del H. pylori en el laboratorio y decidir qué antibiótico o que remedio natural emplear.

La relación entre reflujo gastroesofágico patológico (RGE) e infección por H. pylori constituye, pues, una intensa controversia. Algunas informaciones sugieren que la infección por H. pylori no constituye un factor de riesgo para el RGE e incluso podría tener un rol protector contra esta patología, así que la búsqueda y erradicación de H pylori en los pacientes con RGE no está indicada.

Algunos trabajos sugieren que la presencia de H. pylori aumenta el riesgo de desarrollar atrofia gástrica en estos pacientes, lo que justificaría la erradicación, aunque otros estudios no confirman estos hallazgos. Por otro lado, los pacientes con esofagitis e infección por H. pylori pudieran responder más rápidamente a la terapia con antisecretores que aquellos no infectados, aunque la diferencia es mínima o, según otros autores, inexistente.

Entre un 30 y un 70% de los pacientes con úlcera duodenal, una indicación establecida de erradicación de H. pylori, tienen RGE asociado. Después de la erradicación de H. pylori en estos pacientes algunos autores han comunicado la aparición de RGE y esofagitis, aunque otros no confirman este hallazgo y otros lo comprueban sólo durante el primer año post erradicación En resumen, la relación entre la erradicación de H. pylori y la evolución del RGE en pacientes con úlcera duodenal, especialmente a largo plazo, es controvertida y se requiere información adicional al respecto.

CAPÍTULO 4

GENES ASOCIADOS A LA PATOGENICIDAD

Los genomas de los bacilos han sido secuenciados en su totalidad para descifrar mecanismos patogénicos y los análisis han revelado interesantes atributos del H. Pylori y nuevos mecanismos de patogenicidad en la causa de la enfermedad ulcerosa y el cáncer.

Los esfuerzos para conocer las consecuencias de la diversidad genética de esta bacteria han dado lugar a interesantes descubrimientos en relación con su co-evolución con el huésped humano, su microevolución durante la infección y el desarrollo de una cuasi-especie, así como posibles relaciones simbióticas. Sin embargo, el debate se ha intensificado desde algunos años ya que algunos estudios han planteado la posibilidad de que el H. Pylori puede ser beneficioso en algunos seres humanos. Los estudios han sugerido que protege contra el reflujo gastroesofágico y el carcinoma esofágico.

La capacidad de patogenia gastroduodenal por parte del H. pylori se debe en gran parte a su capacidad de sintetizar los productos procedentes de diferentes genes (vacA, cagA, babA y sabA).

Estos genes inducen la formación de vacuolas y desarrollan estos cambios epiteliales. Por su parte, el gen cagA (Citotoxina Asociada al GenA) induce la expresión de IL-8 en las células epiteliales. También se ha indicado un posible daño del ADN celular.

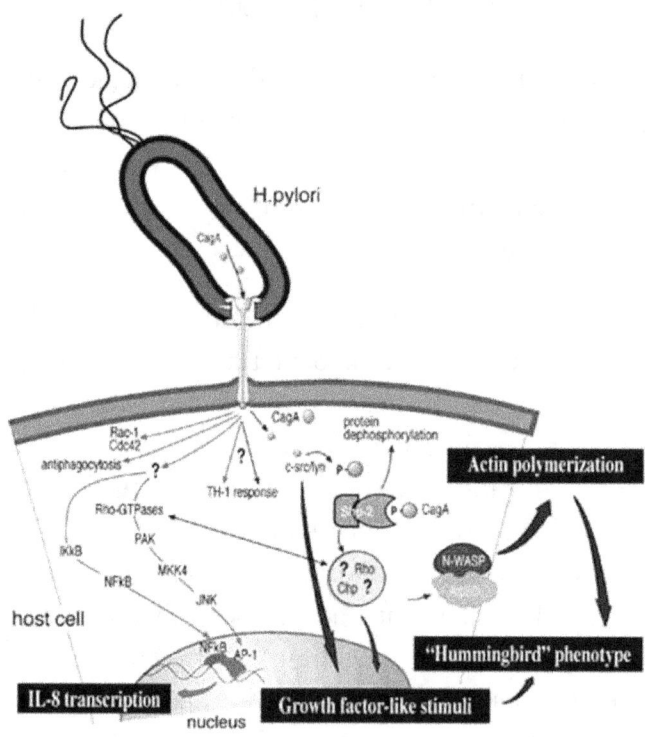

En resumen la presencia de estos genes y sus productos son factores de riesgo importantes para el desarrollo de patologías gastrointestinales severas, además de linfomas y la respuesta inflamatoria en el epitelio gástrico, desarrollo de cáncer de las vías biliares, así como la alteración de la proliferación y la apoptosis de las células biliares.

CAPÍTULO 5

EFECTOS EN EL ORGANISMO HUMANO

Fisiológicos

Dentro de los supuestos efectos benéficos de la infección por H. pylori, se ha destacado la producción de amonio a partir de urea, la cual sirve como tampón para aumentar el pH estomacal, especialmente en la unión gastroesofágica.

Esta acción de aumento del pH, también se ve favorecida por la modificación en la producción de gastrina, principalmente porque el H. pylori secreta N-alfa-metilhistamina, y estimula la producción de histamina, ambos agonistas de receptores de histamina, y cuyo resultado final es una respuesta de retroalimentación negativa en la producción de ácido clorhídrico.

En otras palabras, el cambio del pH estomacal puede prevenir el daño a la mucosa del esófago y con ello evita la aparición de lesiones como el esófago de Barret, así como el posible desarrollo de un adenocarcinoma gástrico.

Se debe aclarar que hay estudios que no relacionan estos beneficios con la presencia o ausencia del H. Pylori, mientras que otros establecen ciertas condiciones para obtener estos cambios como sería la ubicación geográfica del microorganismo en el estómago y la ausencia de úlcera duodenal, entre otros. Por ello este tema sigue siendo algo controvertido y debatible.

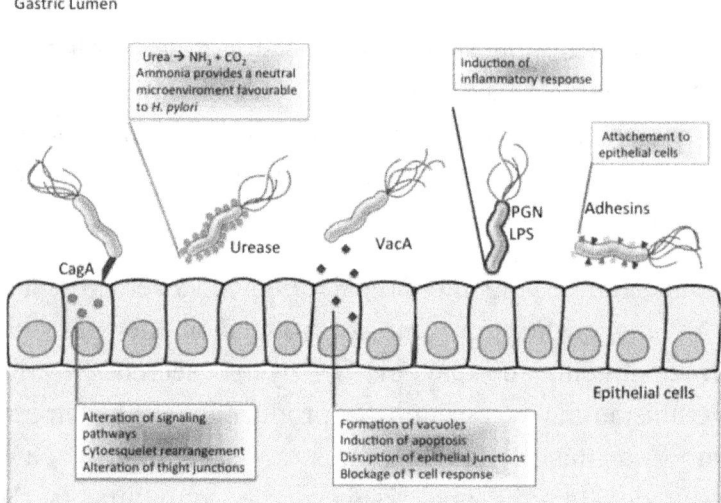

Otros de los beneficios es que induce la producción de ácido clorhídrico en otras regiones del estómago, generando un ambiente hostil para otras bacterias, evitando que agentes mucho más patógenos como la Salmonella, infecten el epitelio estomacal ya sea por acceso oral o cólico.

Otro nuevo aspecto es, la tolerancia a este microorganismo, y su función disminuye los requerimientos del sistema inmune para mantener la homeostasis estomacal, ya que el H. pylori favorece procesos inflamatorios leves, indicando con ello una activación permanente del sistema inmunológico.

Patológicos

Si bien se considera que el H. pylori trae beneficios para el huésped, también se ha relacionado su presencia con el desarrollo de patologías tales como la dispepsia, la gastritis crónica, la úlcera péptica, y el cáncer de estómago. La bacteria, puede actuar como patógeno cuando daña directamente el epitelio gástrico o cuando desarrolla procesos de inflamación crónica, que pueden complicarse, es decir hay un daño irreversible del epitelio gástrico. Si bien la infección está presente en más de la mitad de la población, la mayoría de las personas infectadas desarrollan gastritis asintomáticas más que patologías severas. Sin embargo la gastritis asintomática coincide con daños más notorios que pueden favorecer el desarrollo de adenocarcinoma y de linfomas.

La erradicación exitosa de la bacteria, podría favorecer la desaparición de los procesos inflamatorios, la regeneración y reparación del tejido afectado.

Cambios del epitelio gástrico

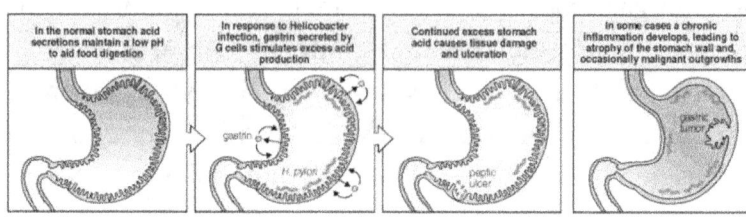

Una vez se inicia la colonización, se puede observar en cortes microscópicos los cambios estructurales que sufren las denominadas fositas o foveolas conformadas de epitelio cilíndrico.

La bacteria evita el desarrollo de la respuesta inmune gracias a la presencia de lipo polisacáridos similares a los del epitelio, brindándole una especie de camuflaje por su bajo poder antigénico, haciendo referencia concreta al antígeno de Lewis; sin embargo este puede ocasionar respuesta inmune cruzada. También favorece el aumento de la secreción de grelina y la reducción en la secreción de leptina, lo cual podría suponer una alteración del apetito favoreciendo la obesidad, aunque la relación causa efecto no está bien dilucidado.

Infección e infamación

La producción de ácido gástrico se ve alterada en grados variables debido a las alteraciones en el equilibrio de la gastrina y somatostatina.

Esto se traduce en un aumento del pH hasta valores casi neutros sobre la superficie de los enterocitos, lo que favorece el desarrollo de la respuesta inflamatoria, así como la disminución de la secreción gástrica, que bajo ciertas condiciones es un factor de riesgo para el desarrollo de patologías.

Otro de los factores claves es la presencia de antígenos, como el de Lewis, que pese a permitir ocultarse de la respuesta inmune, puede favorecer una respuesta inmune cruzada, que atacaría no solo al microorganismo, sino a las células epiteliales. Por otro lado, el daño a la mucosa también se puede dar de forma indirecta al combinarse el amonio liberado por la bacteria con el ion cloruro de los polimorfonucleares formando monocloramina, un compuesto citotóxico para el epitelio que de igual manera favorece la respuesta inflamatoria en el tejido.

En los primeros estadios, el daño estimula la presencia de poli morfonucleares neutrófilos que desencadenan la reacción inflamatoria aguda, la cual debería contener el daño generado por el microorganismo. A su vez la interacción del microorganismo con las células epiteliales gástricas, favorece la respuesta inmune celular específica.

Otra de las características es la presencia de linfocitos T, que favorece la inflamación y la apoptosis celular.

Estos procesos inflamatorios, aumentan la infiltración al epitelio estomacal acompañados de la liberación de citotoxinas, enzimas y radicales libres, causando un daño al ADN de las células de la mucosa, que conllevan hacia la apoptosis celular, ocasionando así daños generalizados en el epitelio gástrico.

Otro de los factores que interviene en estos procesos inflamatorios es el Factor de Necrosis Tumoral alfa, FNT-a. Además de estas interleucinas, se ha relacionado la activación de otros genes proinflamatorios.

La importancia de estos factores no es solo su estimulación por parte del epitelio cuando hay infección por el microorganismo, sino que además su activación se ha relacionado con el desarrollo de adenocarcinomas gástricos.

Cuando el microorganismo no es debidamente erradicado, o la respuesta aguda llega a ser tan severa que continua lesionando el epitelio, se desencadena un proceso inflamatorio crónico, que conlleva al desarrollo de las patologías relacionadas.

Gastritis crónica

Es una enfermedad inflamatoria crónica de la mucosa estomacal, que puede generar desde atrofia leve de la mucosa hasta el desarrollo de adenocarcinomas.

Las causas de esta atrofia son múltiples, sin embargo la mayoría son debidas a la presencia del H. pylori, pues la respuesta inflamatoria desarrollada induce la apoptosis del epitelio gástrico. Otras causas de gastritis crónica son las de origen inmunológico como anticuerpos citotóxicos o contra el factor intrínseco, el consumo recurrente de alcohol, el tabaquismo, y la radiación. Si bien la gastritis crónica se caracteriza por estar eritematosa con pliegues aumentados de tamaño en un comienzo, estos suelen volverse aplanados y finos por el mencionado daño epitelial. Morfológicamente la gastritis crónica, tiene varios patrones de presentación, sin embargo con la infección por la bacteria la tendencia es a encontrar la lesión limitada a la zona del antro.

Úlcera péptica

En términos generales, la úlcera se considera una pérdida de la continuidad del epitelio. En el caso de la úlcera péptica, la ubicación más frecuente es la primera porción del duodeno. Esta lesión se ha asociado a diferentes patologías, pero la principal relación es con la presencia del bacilo, bien sea en el antro o en el duodeno. La presencia en el antro favorece el aumento en la cantidad de ácido que llega al duodeno lo cual daña el epitelio, mientras que la presencia en el duodeno, favorece la formación de úlceras mediante la acción de las células dendríticas y la subsiguiente activación de la respuesta inmune.

La severidad de la úlcera va a depender en gran medida de la presencia de cepas cagA positivas, así como con la carga bacteriana y la edad del paciente, presentando un curso clínico diferente en adultos mayores, caracterizado por epigastralgia así como complicaciones de las úlceras. Esta es una de las patologías que se ve favorecida con la erradicación del microorganismo, entre otras cosas por la disminución de la respuesta inmune inflamatoria y el daño generado al epitelio gástrico.

Cáncer gástrico

Se considera que las personas infectadas con H. pylori presentan un riesgo seis veces mayor de desarrollar cáncer gástrico, debido a que el microorganismo tiene capacidad de causar dicha patología oncológica, por lo cual ha sido clasificado como un carcinógeno.

La enfermedad presenta una prevalencia mundial cercana a los 900 000 individuos, según la OMS. Por ejemplo, en Colombia, la liga contra el cáncer estimaba en más de 8.700 casos nuevos, así como unos 6.630 decesos debidos a esta enfermedad. La prevalencia del cáncer en Colombia es del 9,3%, en donde el 96,9% eran adenocarcinomas, y 3,1% eran Linfomas tipo MALT. La región con mayor prevalencia de cáncer gástrico fue la Región Andina con un 9,7% en comparación con la Costa Atlántica con un 6,7%.

Sin embargo no es solo la infección por cepas del microorganismo vacA y cagA, sino que además la susceptibilidad del huésped es lo que determina el desarrollo de cáncer, por lo que no todos los infectados desarrollan tal patología. Ahora bien, el desarrollo de las patologías asociadas a la infección por el microorganismo se da usualmente por cambios secuenciales de la mucosa. En el caso de la infección por H. pylori, el tipo de cáncer no sólo se ubica en la región antral del estómago, sino que además es de variante intestinal.

Reflujo gastroesofágico

La confusión general se deriva del hecho de que la enfermedad de reflujo gastroesofágico (ERGE) quema los tejidos como resultado del ácido al entrar en el esófago, que no tiene el revestimiento mucoso protector de ácido y que podría llegar a causar úlceras o cáncer de esófago si no se corrige. En ese caso, el ácido del estómago tendrá que ser controlado por el uso de medicamentos para bajar el ácido durante un breve periodo de tiempo, o hasta que se resuelva la ERGE.

Se recomienda:

> Evitar los desencadenantes dietéticos que relajan el esfínter esofágico (chocolate, café, té, refrescos de cola, el tabaco, alcohol, menta, y algunas especias.

Cambios de estilo de vida, tales como no comer en exceso en cualquier comida, no agacharse o acostarse después de las comidas,

Dormir con la parte superior del cuerpo más elevada hasta que se resuelva la situación de reflujo.

Uso de suplementos como la melatonina de 3-6 mg para ayudar a reducir la relajación de la parte inferior del esfínter esofágico.

Chicle para provocar un aumento en la saliva (alcalina) que ayude a neutralizar el ácido en el esófago.

Suplementos de bromelina con las comidas (500-1000 mg) por sus propiedades anti-inflamatorias y pro-digestivas.

Debido a su efecto inhibidor de ácido, el Helicobacter Pylori en realidad reduce el riesgo de desarrollar en el esófago un adenocarcinoma, que es una forma de cáncer que puede ser la consecuencia del reflujo esofágico crónico, así como del esófago de Barrett.

Sea o no una úlcera de estómago que se ha desarrollado como resultado de la infección por H. pylori, los medicamentos que disminuyen el ácido suelen prescribirse como parte de la terapia antibiótica para o bien permitir que la úlcera se cure (si está presente), o para evitar que se desarrolle por el uso de antibióticos. Una vez que se termina la prescripción de medicamentos y la úlcera ha cicatrizado, los niveles normales de ácido deben mantenerse óptimos.

Linfoma tipo MALT

El Tejido Linfático Asociado a Mucosas o MALT, es un cúmulo no encapsulado pero delimitado de linfocitos, sobretodo linfocitos B. Adicionalmente estas agrupaciones se localizan en la mucosa del sistema digestivo, aunque también se hallan presentes en el sistema respiratorio y urinario.

Cuando está presente la infección por el H. pylori, se inicia la activación de la respuesta inmune secundaria a diferentes antígenos, por lo que está dentro de los factores de riesgo relacionados, tanto con el adenocarcinoma, como el linfoma tipo MALT.

Cambios en la mucosa gástrica por infección del H. Pylori

Los estudios han demostrado que interactúa con los linfocitos B, uniéndose con receptores de tirosina cinasa estimulando su activación, a la vez que frena la apoptosis y favorece la conversión linfocítica y el desarrollo de linfoma tipo MALT, el cual puede variar su grado de malignidad.

El tratamiento de la infección de la bacteria, ha demostrado ser efectivo para la regresión de linfoma tipo MALT en estadios iniciales.

Anemia ferropénica

Si bien no hay estudios que confirmen totalmente esta hipótesis, se cree que el H. pylori puede ser un factor de riesgo para el desarrollo de anemia ferropénica.

Las manifestaciones clínicas pueden ir desde cansancio generalizado, piel pálida, hasta la pérdida crítica de peso.

Una de las principales hipótesis que justifican esta relación es la pérdida de sangre, secundaria a úlceras duodenales que puedan o no sangrar.

Otra teoría es la captación del hierro por parte de la bacteria, ya que este es un micronutriente esencial; sin embargo esto parece estar más relacionado con cepas que tienen una sobreexpresión del producto del gen PFR, es decir, tienen una alta producción de ferritina con lo cual captaría y almacenaría más hierro para su supervivencia.

También han relacionado un gen FEOB que se ha identificado como un transportador de hierro en estado ferroso. No obstante, la anemia por deficiencia de hierro puede ser multifactorial.

CAPÍTULO 6

DIAGNÓSTICO

Es muy importante que antes de cualquier prueba de aliento (excepto serología, es decir, el análisis de sangre de anticuerpos) para H. pylori, no se haya tomado ningún antibiótico o Pepto Bismol / De-Nol durante un mes, Losec Nexium y otros inhibidores de la bomba de protones similares durante una semana, o Pepsid, Zantac, Axid o Tagamet y otras antagonistas de los receptores H2, durante 24 horas antes de las pruebas.

Puede ser necesario realizar una endoscopia y tomar una biopsia (una pequeña muestra de tejido) en el revestimiento del estómago. Esto permite al médico determinar el crecimiento del H. pylori en el laboratorio y decidir qué antibiótico de usar.

Prueba de aliento (PAU)

Se recoge una muestra de aliento basal (se sopla dentro de una bolsa o tubo), después de comer una comida alta en calorías, (algo parecido a las natillas). Después se bebe una solución de Carbono-13-urea en agua.

Se realizan las muestras de aliento a intervalos, por lo general 20 40 y 60 minutos más tarde (que varía).

Otras muestras se obtienen soplando una pajilla de bebida en una botella de líquido que contiene la solución del examen. Esta bebida se hace con comida líquida o agua que contiene una cantidad determinada de urea. El C-14-urea contiene una pequeña cantidad de material radioactivo que se expulsa en un día o dos en la orina y el aliento. La cantidad de exposición radiactiva de la prueba es menor que aquella que se recibe normalmente en un día en la naturaleza.

La prueba es rápida y fácil de realizar, y mucho menos costosa que la endoscopia.

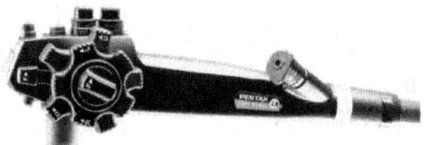

Tal y como hemos indicado, es muy importante que antes de cualquier prueba de aliento (excepto la serología, es decir, el análisis de sangre de anticuerpos H. pylori), el enfermo no haya tomado ningún antibiótico durante un mes, ni inhibidores de la bomba de protones o similares durante una semana, así como antagonistas de los receptores H2 durante 24 horas antes de las pruebas.

En la prueba de aliento con urea C14 (marcada con carbono 14), la muestra de aliento se lee en un contador de centelleo, mientras que la prueba de aliento con urea C13 se lee en un espectrómetro de masas (MS) en lugar de un contador de centelleo líquido (LSC). Si la *H. pylori* está presente, las bacterias convierten la urea en dióxido de carbono (CO_2) y amoníaco (NH_3), que son detectados al pasar a sangre y ser eliminados a través de los pulmones.

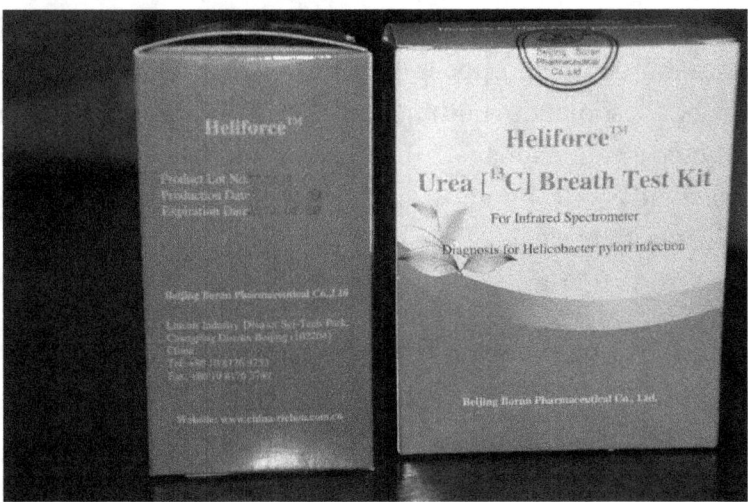

Esta prueba realizada en ayunas dura aproximadamente 6 horas (a partir de la medianoche) y el examen generalmente se lleva a cabo en la mañana. Recordamos que hay que tragar una cápsula que contiene un microcantidad inocua de urea radiactiva.

El aliento se exhala a un pequeño globo o soplando burbujas en una pequeña botella de líquido. Las muestras de aliento son realizadas 10 minutos después de que se ingiere la cápsula.

En Australia y Estados Unidos y aprobado por la FDA, para la prueba de C14-urea se necesita estar en ayunas durante aproximadamente 6 horas (a partir de la medianoche). El examen generalmente se lleva a cabo en la mañana. Se traga una cápsula que contiene un microcurie de C14-urea. Después se proporciona la muestra de aliento por lo general hinchando un pequeño globo o soplando burbujas en una pequeña botella de líquido impresionante. Las muestras de aliento son efectuadas 10 minutos después de que se ingiere la cápsula a intervalos, por lo general 20, 40 y 60 minutos más tarde (varía).

La prueba es rápida y fácil de realizar, y mucho menos costosa que la endoscopia.

Las muestras pueden ser enviadas a un laboratorio de pruebas. La pylori presente en el estómago de la C13-urea se descompone y el C13 aparecerá en la respiración. La prueba cuesta alrededor de $ 100.

Pruebas de sangre

Los análisis de sangre se realizan para ver si tiene anticuerpos que se adhieren al H. pylori.

Si los anticuerpos están presentes, significa que se tiene una infección activa de H. pylori o se ha tenido una infección en el pasado reciente (es decir, los 3 últimos años, por lo general). Para esta prueba hay que extraer una muestra de sangre y enviarla a un laboratorio para que la analicen. Si el análisis de sangre es negativo se puede estar seguro de que nunca se tuvo y que no se tiene una infección por H. pylori. De la misma manera, si el análisis de sangre es positivo no se puede estar seguro de que se padece actualmente la infección. Sólo una prueba de aliento indicará claramente si se tiene una infección activa.

Recientemente, los laboratorios ofrecen análisis de sangre rápidos de H. pylori que el propio médico puede efectuar en su consulta. También se han descrito pruebas de saliva para detectar anticuerpos. Sin embargo, no son muy precisos, especialmente después de un tratamiento. La razón de esto es que los anticuerpos desaparecen lentamente y pueden permanecer elevados después de la infección.

Nota: Las pruebas de anticuerpos no se ven afectados por haber tomado antibióticos, Pepto-Bismol, inhibidores de la bomba de protones (como Prilosec, Zoton, Losec, Pariet Nexium, Somac etc), citoprotectores (como Carafate, y sucralfato) o los receptores H2 antagonistas (como Zantac, Tagamet,) en el último mes.

Endoscopia

Cualquier gastroenterólogo puede hacer esta prueba y supone un día de la cirugía en el hospital. Se efectúa la biopsia durante la endoscopia para comprobar si hay H. pylori. Una vez que la biopsia se ha obtenido se envía luego al laboratorio para ser examinada por la tinción de Gram, tinción de Giemsa o tinción de plata para la histología. Una prueba rápida de la ureasa como el CLOtest se puede hacer mientras se está en la sala de endoscopia, y los resultados obtenidos se ven dentro de una hora antes de salir del hospital. Esta última investigación CLOtest es rápida y útil, pues el médico puede prescribir el tratamiento antes de que el paciente salga del hospital después de la endoscopia.

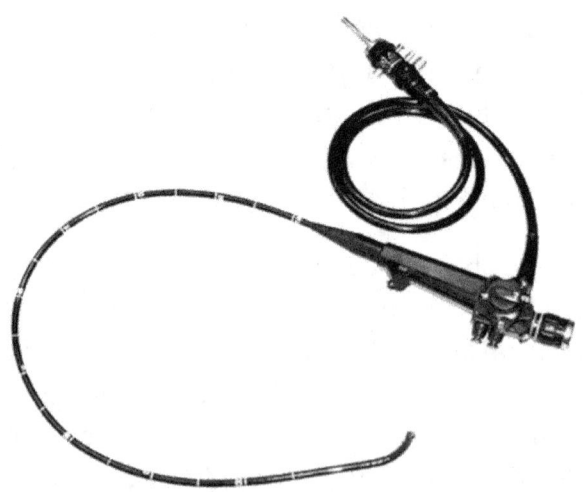

Es importante recordar que el paciente tiene que suprimir los antibióticos un mes antes de la endoscopia, igual que los citoprotectores que no deben tomarse durante una semana antes, lo mismo que los H2 bloqueadores que no deben tomarse 24 horas antes del procedimiento.

Es necesario ayunar (no comer ni beber) durante un máximo de seis horas. En la sala de endoscopia se le pone una inyección de un medicamento sedante (similar al Valium) y se le extrae una muestra de sangre.

Se rocía la garganta con un spray anestésico local. Luego se introduce un tubo estrecho, flexible, por la boca. El tubo es de sólo el grosor de su dedo meñique, y aunque la mayoría de los pacientes tienen un poco de malestar durante los primeros cinco segundos de la prueba, una vez que el tubo ha pasado la parte posterior de la garganta, se produce muy poca incomodidad. A través de este tubo (endoscopio), el médico examina el interior del esófago, el estómago y el duodeno. Una vez en el estómago, es habitual tomar hasta diez muestras de biopsias pequeñas de la mucosa del duodeno, el estómago y el esófago.

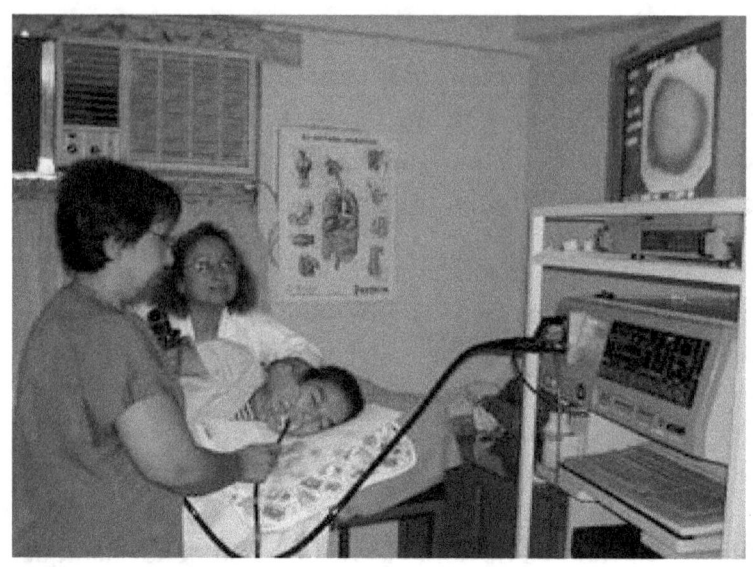

Procedimiento

Antes de la endoscopia hay que ayunar (no comer ni beber) durante un máximo de seis horas.

En la sala de endoscopia se suele inyectar un medicamento sedante (similar al Valium) en una vena del brazo y extraer en ese momento una muestra de sangre.

La garganta se rocía con un spray anestésico local.

Luego se introduce en la boca un tubo estrecho, flexible.

El tubo es de sólo el grosor de un dedo meñique, y aunque la mayoría de los pacientes tienen un poco de malestar durante los primeros cinco segundos de la prueba, una vez que el tubo ha pasado la parte posterior de la garganta, se produce muy poca incomodidad.

A través de este tubo (endoscopio), el médico examina el interior del esófago, el estómago y el duodeno. Si bien en el estómago, es habitual tomar hasta diez muestras de biopsias pequeñas de la mucosa del duodeno, el estómago y el esófago.

El examen completo endoscopia tarda unos 15 minutos. Después de la prueba no se puede conducir un vehículo el resto del día, ya que puede haber somnolencia También es ilegal conducir después de tomar los medicamentos sedantes.

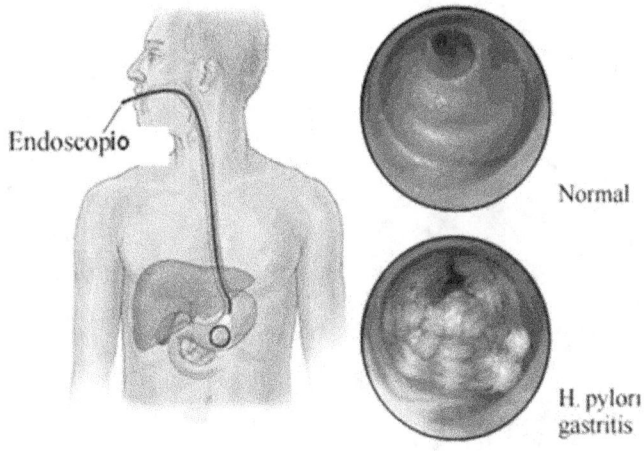

Endoscopio

Normal

H. pylori
gastritis

CAPÍTULO 7

SÍNTOMAS DE CURACIÓN

Revisaremos las indicaciones de erradicación y más adelante cómo hacerlo.

☐ Ulcera Péptica: una revisión sistemática debe mostrar los siguientes beneficios de su erradicación:

Mayor tasa de curación de úlcera péptica v/s tratamiento antisecretor solo (RR de no curación 0.66).

Menor tasa de recaídas v/s ausencia de tratamiento (RR 0.29).

Menor uso de los servicios de salud a largo plazo v/s tratamiento antisecretor.

Al mismo tiempo se observó una tasa mayor de efectos adversos, tales como diarrea, nauseas, epigastralgia y gusto metálico con la erradicación que con tratamiento antisecretor.

☐ Resangrado por úlcera péptica: una revisión sistemática debe mostrar:

Beneficios claros de erradicación tanto en comparación con tratamiento antisecretor de corta duración (2 semanas) con RRA 18%; y en relación a tratamiento antisecretor de larga duración (sobre 2 semanas) con RRA 4%.

☐ Tratamiento del Linfoma Tipo MALT:

En MALT de bajo grado y localizado en estómago el tratamiento consiste en buscar H. pylori y erradicar.

Son discutibles las siguientes indicaciones:

Atrofia gástrica:

Evidencia secundaria, grado de recomendación B.

Post resección gástrica:

Evidencia 3b, grado de recomendación B

Parientes de primer grado con cáncer gástrico:

Evidencia grado 3b, recomendación B

Dispepsia no ulcerosa:

Según una revisión sistemática en el tratamiento de erradicación v/s tratamiento antisecretor, debe observarse un beneficio costo/efectivo, con RRR de 10% de molestias a las 3-12 meses de observación.

No está indicada la búsqueda de H. pylori y su erradicación en el **reflujo gastroesofágico.**

CAPÍTULO **8**

PREGUNTAS

¿Es contagioso?

Sí, es contagioso. Sin embargo, a veces hay una zona imprecisa entre los términos contagioso y colonizado. Contagioso generalmente implica un agente causante de la enfermedad que se transmite de persona a persona, mientras que la colonización por lo general implica un no-agente causante de la enfermedad, que simplemente rellena una superficie corporal, pero no causa la enfermedad, incluso cuando se transfiere de una persona a otra.

La zona imprecisa se produce cuando muchas personas tienen el agente que causa la enfermedad en algunos de ellos, pero no en muchos otros. Algunos microbiólogos consideran organismos a aquellos huéspedes que se adaptan a los humanos, cambiando lentamente de infectar a los humanos a colonizarlos. Aunque se trata de especulaciones, parece ajustarse a la situación actual con el H. pylori. Sin embargo, otros creen que las bacterias se vuelven agentes infectantes cuando sus genes y el medio ambiente circundante producen y liberan suficiente elementos químicos tóxicos para hacer que el tracto gastrointestinal se inflame.

¿Por qué se trata el H. pylori?

La infección crónica por H. pylori debilita las defensas naturales del revestimiento del estómago y la acción del ácido ocasiona úlceras. Los medicamentos que neutralizan el ácido del estómago (antiácidos), y aquellos que disminuyen la secreción de ácido en el estómago (bloqueadores H2 y los inhibidores de la bomba de protones o IBP), se han utilizado con eficacia durante muchos años para tratar las úlceras. No obstante, suelen perjudicar a la propia bacteria y desarrollar virulencia.

Los bloqueadores H2 incluyen:

Ranitidina

Famotidina

Cimetidina y nizatidina

Efecto:

Reducen la cantidad de ácido gástrico.

Toxicidad e interacciones:

Los bloqueadores receptores parecen dañar la absorción de la vitamina B 12 presente en los alimentos. En circunstancias normales el ácido estomacal permite que la vitamina B 12 sea absorbida al no adherirse a las proteínas.

Hay evidencias de que podrían reducir ligeramente la absorción de folato (ácido fólico), una vitamina importante que se encuentra escasamente en la dieta. También pueden interferir en la absorción de hierro, zinc, y quizá de otros minerales

Los suplementos de magnesio podrían interferir con la absorción de los bloqueadores H2. No obstante, la interferencia podría ser muy pequeña para causar un problema real, pero por prudencia se recomienda tomar estos minerales al menos 2 horas antes o después del medicamento.

La cimetidina podría interferir con el metabolismo de la vitamina D y se desconoce si tomar suplementos de vitamina D es útil para evitar el déficit.

Los inhibidores de la bomba de protones (IBP) son:

    Omeprazol

    Lansoprazol

    Rabeprazol

    Pantoprazol

Esomeprazol

Efecto: Son fármacos que actúan inhibiendo de manera irreversible la enzima H /K -ATPasa de las células parietales de la mucosa gástrica. Disminuyen, por tanto, la secreción ácida al actuar en el último eslabón fisiológico del proceso. Aunque la semivida en plasma es corta (de 1 a 2 horas) su efecto es más prolongado debido a que la inhibición irreversible requiere la síntesis de nuevas bombas de protones para reanudar la secreción ácida. La máxima supresión ácida se alcanza, en promedio, a los 3 días de tratamiento.

Toxicidad y efectos adversos:

Diarrea y otros síntomas digestivos que inducen abandono en el 1% de los pacientes.

Su perfil de tolerabilidad es mayor que para otros fármacos utilizados en el tratamiento de úlceras gástricas y duodenales como el misoprostol.

Su uso a largo plazo se asocia con hipergastrinemia, o aumento de gastrina, la hormona que estimula la secreción de ácido clorhídrico y pepsinógeno.

El uso prolongado de IBP se asocia al desarrollo de pólipos glandulares fúndicos, que desaparecen al suspender el tratamiento.

El uso crónico de IBP en pacientes infectados por Helicobacter pylori se ha asociado con gastritis atrófica gástrica y metaplasia intestinal pero no así en pacientes sin H. pylori [grado de recomendación B].

En algunos estudios observacionales se han comunicado asociaciones preliminares con hiperplasia de células enterocromafines, tumores carcinoides, aumento del riesgo de fractura de cadera y de diarreas por Clostridium difficile, o disminución del efecto antiagregante del clopidogrel.

El uso crónico de IBP ocasiona un aumento del riesgo de sufrir neumonías adquiridas en la comunidad (no así en el caso de las hospitalarias).

También se ha comprobado un aumento del riesgo de déficit de vitamina B12 en ancianos frágiles y en pacientes con tratamientos prolongados por el síndrome de Zollinger-Ellison.

Interacciones:

La alteración del pH gástrico puede alterar la absorción de ciertos fármacos. Así, el uso de IBP disminuirá la absorción de ketoconazol, itraconazol, vitamina B12 y calcio. Por el contrario, aumentará la absorción de digoxina, furosemida, ácido acetilsalicílico y nifedipino.

La metabolización hepática de los IBP puede prolongar la eliminación de fármacos como la fenitoína, el diazepam, algunos antagonistas de la vitamina K (como la warfarina o el acenocumarol) y benzodiacepinas (como flurazepam y triazolam pero no lorazepam u oxazepam). El rabeprazol y pantoprazol son los fármacos del grupo con menor riesgo teórico de interacción, aunque el impacto clínico de las interacciones es probable que se haya exagerado.

Advertencias:

Los antiácidos, bloqueadores H2 y los IBP, sin embargo, no erradican el H. pylori del estómago y las úlceras con frecuencia vuelven rápidamente después de suspender estos medicamentos.

Por lo tanto, los médicos recomiendan tomar esos medicamentos todos los días durante muchos años para impedir el regreso de las úlceras y las complicaciones de las úlceras, como sangrado, perforación y obstrucción del estómago. Incluso estos tratamientos a largo plazo pueden fallar.

El H. pylori, sin embargo, por lo general impide el retorno de úlceras y sus complicaciones, incluso tras la interrupción de los medicamentos apropiados, tales como los IBP.

También es importante en el tratamiento de una rara afección del estómago conocida como linfoma MALT. El tratamiento de H. pylori para prevenir el cáncer de estómago es controvertido y discutido más adelante en este artículo.

CAPÍTULO **9**

TRATAMIENTO CONVENCIONAL

El H. pylori es difícil de erradicar del estómago, ya que es capaz de desarrollar resistencia a los antibióticos de uso común. Por lo tanto, se administran por lo general dos o más antibióticos junto con un IBP y / o compuestos que contienen bismuto para erradicar la bacteria. Ejemplos de combinaciones de medicamentos que son eficaces son:

Amoxicilina y Claritromicina

Metronidazol, tetraciclina y salicitato de bismuto.

Estas combinaciones de medicamentos pueden curar el 70% a 90% de las infecciones.

Resistencias

Sin embargo, los estudios han demostrado que la resistencia de H. pylori a la claritromicina es común entre los pacientes con exposición previa a ella, y a otros antibióticos macrólidos químicamente similares como la eritromicina. Del mismo modo, el H. pylori tiene resistencia al metronidazol entre los pacientes que han tenido una exposición previa a este medicamento.

En estos pacientes, los médicos tienen que encontrar otras combinaciones de antibióticos para tratar la H. pylori. La resistencia a los antibióticos es otra razón por la que los antibióticos deban ser utilizados con cuidado y prudencia, y el uso indiscriminado de antibióticos por razones indebidas deben desalentarse.

Las pautas más recomendadas son:

Claritromicina 500 mg dos veces, amoxicilina 1000 mg dos veces al día durante 10-14.

Claritromicina 500 mg dos veces, metronidazol 500 mg dos veces al día durante 10-14.

Subsalicilato de bismuto 525 mg, tetraciclina 500 mg, ranitidina 150 mg durante 10-14 días.

IBP + amoxicilina 1 g dos veces, durante 5 días, seguido de IBP, claritromicina 500 mg, tinidazol 500 mg, durante 5 días.

En ocasiones es recomendable confirmar la erradicación de H. pylori tras el tratamiento con una prueba de aliento con urea o una prueba de antígeno de heces, especialmente si ha habido complicaciones graves como infección, perforación o hemorragia en el estómago o en el duodeno.

Las biopsias endoscópicas y los análisis de sangre no son necesario para comprobar la erradicación, ya que lleva muchos meses que los anticuerpos contra el H. pylori disminuyan. Las mejores pruebas para determinar la erradicación son las pruebas de aliento y de heces. Los pacientes que no logran erradicar la H. pylori con el tratamiento, a menudo necesiten una combinación diferente de medicamentos.

¿Quién debe recibir tratamiento para H. pylori?

Existe un consenso general entre los médicos que los pacientes deben ser tratados si están infectados con H. pylori y tienen úlceras. El objetivo del tratamiento es la erradicación de la bacteria, curar las úlceras y evitar el regreso de las úlceras. Los pacientes con linfoma MALT del estómago también deben ser tratados. En estos casos, el tumor a menudo desaparece rápidamente al erradicar el H. pylori.

En este momento hay una recomendación formal para tratar a los pacientes infectados con H. pylori sin enfermedad ulcerosa o linfoma MALT.

Sin embargo y dado que las combinaciones de antibióticos pueden tener efectos secundarios, y los cánceres de estómago son poco frecuentes, se considera que los riesgos del tratamiento para erradicar la H. pylori en pacientes sin síntomas o úlceras no puede justificar los beneficios no probados de tratamiento para el propósito de prevenir el cáncer de estómago.

Otros médicos opinan que la infección por H. pylori causa gastritis atrófica (inflamación crónica del estómago que conduce a la atrofia de la mucosa interna del estómago) y algunos médicos creen que la gastritis atrófica puede conducir a cambios en las células (metaplasia intestinal) que pueden ser precursores de cáncer de estómago. Los estudios han demostrado que la erradicación de H. pylori puede revertir la gastritis atrófica. Por lo tanto, algunos médicos están recomendando el tratamiento de los pacientes con úlcera y sin síntomas infectados con H. pylori.

Muchos médicos creen que la dispepsia (síntomas no ulcerosos asociados con las comidas) puede estar asociada con la infección por H. pylori y aunque no está claro que sea así, hay quien prefiere tratar la infección para erradicar la dispepsia.

Los científicos que estudian la genética del H. pylori han encontrado diferentes cepas (tipos) de la bacteria. Algunas cepas parecen ser más propensas a causar úlceras y cáncer estomacal. La investigación adicional en esta área puede ayudar a los médicos a seleccionar de forma inteligente a los pacientes que necesitan tratamiento. La vacunación contra H. pylori es poco probable que esté disponible en un futuro próximo.

¿Puede prevenirse la infección?

Con al menos el 50% de la población mundial con el H. pylori detectable en el estómago, parece probable que con ninguna vacuna disponible, sea muy difícil o imposible para las personas no exponerse a estas bacterias.

La posibilidad es que los organismos causantes de la infección apenas aporten síntomas, pero ciertamente no suelen estar ausentes. En la actualidad, se han hecho sugerencias para prevenir las úlceras, pero la eficacia de estas recomendaciones son desconocidas.

La siguiente es una lista de recomendaciones para ayudar a prevenir las úlceras:

Reducir o detener la ingesta de alcohol.

Dejar de fumar.

Sustituir la aspirina por paracetamol en caso de dolor.

Evitar la cafeína y las bebidas energéticas.

Sustituir los antiinflamatorios por paracetamol.

Comprobar cuando existan síntomas gastrointestinales y tratarlos de inmediato durante o después de la radioterapia.

Identificar y reducir o evitar el estrés.

Lavarse las manos con agua no contaminada para evitar el contagio de la bacteria.

Si se está infectado con el H. pylori el tratamiento antimicrobiano puede evitar la formación de úlceras y la extensión de la enfermedad.

CAPÍTULO **10**

TRATAMIENTO NATURAL

Recomendamos al lector afectado que no mezcle productos naturales con medicamentos, por la posibilidad de una interacción entre ambos. Los suplementos y plantas medicinales aquí referenciados suelen proporcionar buenos resultados, pero no tratan de erradicar a la bacteria, cuya presencia en el aparato digestivo es imprescindible.

Levadura de cerveza

Conocida desde hace más de cinco mil años, se utilizaba ampliamente en Mesopotamia y Egipto como bebida refrescante y nutritiva. Sus resultados fueron tan satisfactorios que se aplicaba en numerosas enfermedades como medicamento exento de efectos secundarios.

En el siglo XIX, Louis Pasteur investigó sobre ella y la encontró rica en microorganismos de apenas una micra, los cuales clasificó como hongos con capacidad para fermentar líquidos.

Uno de estos hongos, el Saccharomyces cerisae, es el más activo de todos y su siembra fermentará rápidamente si se hace en un medio estéril.

Una vez detenida la fermentación, la levadura será tratada para conservar sus cualidades vivas y se lavará en agua fría para su posterior secado con aire rico en oxígeno. Una vez finalizado este proceso, guardará sus cualidades alimentarias durante casi 18 meses, pudiendo llegara a contener hasta 33 mil millones de células vivas por gramo. El resultado es un producto de color amarillo-dorado, en forma de escamas, y que previamente desamargado tiene agradable sabor.

Composición

(Por 100 gramos)

Proteínas: 45 gramos, con una riqueza en aminoácidos esenciales importante, que le confieren un valor biológico de 80 y una disponibilidad superior incluso a la leche.

Entre los aminoácidos que contiene están: arginina (2,7), lisina (3,5), histidina (1,3), treonina (2,8), fenilalanina (2,4), triptófano (0,8), leucina (3,7), isoleucina (2,1), valina (2,4). Un factor, de entre otros muchos, que hace que la levadura de cerveza sea un alimento extraordinario es que los 23 aminoácidos que contiene se ingieren al mismo tiempo, en un plazo no superior a tres horas, salvo los ocho esenciales que se absorben poco a poco.

Hidratos de carbono: 35 gramos, los cuales suministran energía inmediata si la levadura tiene rota su pared de celulosa a causa de un secado correcto.

Lípidos: 2 gramos, con una proporción de grasas saturadas-insaturadas de 7 a 1 en favor de las insaturadas.

Vitaminas: Se considera a la levadura de cerveza como la fuente de vitaminas más importante que tenemos y entre ellas se encuentran la B-1, B-2, ácido nicotínico, ácido pantoténico, ácido para-aminobenzoico, B-6, inosina, biotina, ácido fólico, vitamina H, algo de B-12 y D2.

Tomadas por separado, las vitaminas del grupo B pueden crear inconvenientes ya que la ingestión masiva de una de ellas puede provocar desequilibrios en las otras, como ocurre cuando se administran dosis altas de B-1 o B-6. Su asociación, por el contrario, refuerza la acción de todas ellas y así, el ácido pantoténico asociado con la B-2 hace que esta última pueda tener su acción beneficiosa, cosa que no ocurre cuando se la administra en solitario. Así mismo, la vitamina B-2 apoya al inositol y le protege.

Las bacterias intestinales que fabrican otras vitaminas del grupo B (se conocen cerca de 30, de las cuales apenas conocemos su acción completa), necesitan todas del ácido pantoténico para poder cumplir su misión.

Los estudios sobre estas levaduras han descubierto la relación que existe en ciertos animales cuyos intestinos tienen un crecimiento demasiado lento de levaduras, el hígado hipertrofiado, la anemia y la cantidad de bilis. También han constatado que la cantidad de bilis indispensable depende de la cantidad de vitamina B-12 abastecida mediante el aporte alimentario. Esta misma deficiencia de bilis provoca a su vez carencias de vitaminas liposolubles (E, K, F y A).

Supongamos que nos esmeremos en encontrar periódicamente nuestras vitaminas B-2 y B-1. Si la aportación de estas es insuficiente para la formación de algunos enzimas indispensables para la asimilación de azúcares y féculas, podemos decir que nuestros esfuerzos son vanos. Una baja en la producción de enzimas ricos en niacina provocaría una asimilación defectuosa de vitaminas B-1 y B-2.

En definitiva, tomar aisladamente vitaminas del grupo B, y no hay que olvidar que en muchos preparados farmacéuticos vienen así, ni nos puede asegurar su absorción ni queda asegurada la ausencia de efectos secundarios.

Las vitaminas deben ser tomadas tal y como se encuentran en los alimentos, esto es, conjuntamente y en las proporciones que el organismo puede asimilar.

Parece ser, además, que las vitaminas sintéticas no pueden pretender la sustitución de las combinaciones naturales ideales de vitaminas y proteínas, ya que para ello se requieren una cantidad grande de elementos, muchos de ellos contenidos en cantidades ínfimas, los cuales deben acompañar siempre a cualquier vitamina. Utilizar, por tanto, alimentos naturales es la única manera de asegurarnos nuestra ración diaria de vitaminas.

Otros nutrientes

Además de la riqueza en vitaminas y aminoácidos esenciales, la levadura de cerveza posee un contenido alto de minerales y oligoelementos que son igualmente indispensables; participando junto a los demás nutrientes en la provocación de reacciones fisiológicas que asegurarán una asimilación perfecta de todos los alimentos.

Se han encontrado cantidades considerables de sodio, magnesio, hierro, zinc, fósforo, yodo y cobre. Lo mismo que los demás elementos, estos minerales se encuentran en las proporciones adecuadas para no causar daños por exceso y, lo más importante, unidos entre sí y otros nutrientes que le aseguran su absorción.

Propiedades

Las acciones beneficiosas de la levadura de cerveza son muy extensas, entre las que destacamos:

La regeneración de la flora intestinal alterada por los antibióticos, toxinas o deficiencias nutritivas, restauración de la flora intestinal.

Protección al hígado y la vesícula biliar aumentando su capacidad de expulsar bilis.

Acción antimicrobiana especialmente en el aparato digestivo.

Estimulación de la glándula tiroidea.

Purificación de la sangre y regeneración celular.

Mejor defensa contra las agresiones exteriores y tóxicas.

Efecto rejuvenecedor en la piel, pelo y uñas.

Aumento del tono y desarrollo muscular.

Restablecimiento de las funciones glandulares deprimidas.

Como restaurador de la piel en enfermedades como el acné, las úlceras eczemas y cicatrices.

En prostatitis, varices, hemorroides y enfermedades circulatorias.

Como suplemento energético en deportistas.

Para mejorar la hipertensión, la pérdida de memoria y las enfermedades hepato-biliares.

Como suplemento nutritivo en diabetes y diarreas.

Para mejorar el estreñimiento.

En cualquier problema de tipo nervioso, como ansiedad, irritabilidad o nerviosismo.

No obstante estas cualidades, hay que tener en cuenta que el aprovechamiento digestivo de las levaduras no es perfecto, ya que los jugos gástricos no pueden atacar y disolver con eficacia la membrana celulósica externa que recubre a la levadura.

Para que esto no ocurra la mayoría de los laboratorios provocan la ruptura de esta capa externa mediante el simple hecho de secarla, por lo que es normal que los envases contengan la indicación de "levadura seca". De esta manera su absorción llega ya al 95%, al menos en cuanto a su contenido en proteínas, ya que las vitaminas se pierden parcialmente en este proceso.

Hay empresas que comercializan una forma llamada "levadura viva", la cual parece ser que contiene las ventajas de la seca -no existe la capa celulósica- pero los microorganismos están todavía activos.

Probióticos

Productos de la fermentación gástrica compuestos de bacterias y levaduras

Se trata de alimentos con microorganismos vivos adicionados que permanecen activos en el intestino y ejercen importantes efectos fisiológicos. Ingeridos en cantidades suficientes, pueden tener efectos beneficiosos, como contribuir al equilibrio de la flora intestinal soprofita y potenciar el sistema inmunitario. Sobreviven al medio fuertemente ácido del estómago y colonizan el intestino delgado y grueso.

Pueden atravesar el aparato digestivo y recuperarse vivos en las heces, aunque con mayor frecuencia se adhieren a la mucosa intestinal. Pueden ser patógenos en circunstancias de inmunodeficiencia o enfermedades autoinmunes.

Principalmente los podemos agrupar en dos grupos de bacterias, aunque, en su mayoría, son bacterias ácido lácticas:

Los lactófilos

Los bífido-bacterias.

También la levadura Saccaromyces (de cerveza) está considerada probiótico.

Los encontramos en los yogures frescos, las leches fermentadas, el kéfir y el jocoque.

Precaución:

Debe tenerse en cuenta que son organismos vivos y que pueden ser responsables de efectos adversos, como infecciones y alteraciones metabólicas. Se han registrado casos aislados de septicemia por *S. boulardii y Lactobacillus.*

Prebióticos

Identificados por primera vez en 1995 por el médico Marcel Roberfroid, los prebióticos son unas sustancias que proporcionan apoyo a los probióticos del sistema digestivo, permitiendo que se desarrollen y formen la microflora.

Son ingredientes alimentario no digeribles, no son organismos vivos como pueden serlo los probióticos y se encuentran en alimentos frescos y completos. Los oligosacáridos y la inulina, son dos ejemplos.

Se dice que ayudan a disminuir el pH del organismo, que reducen la fijación de bacterias patógenas en la mucosa intestinal como el Clostridium, Bacterias coliformes, enterococos o salmonella.

Mejoran la diarrea y el estreñimiento, la producción de vitaminas del grupo B 1, 6, 12 y ácido fólico, mejoran la absorción de calcio y magnesio, y disminuyen los niveles de colesterol y triglicéridos.

Yogur

Aunque se suele confundir con los alimentos anteriores, el yogur forma un grupo aparte obtenido por la fermentación de la leche, mediante el uso de Lactobacillus acidophilus, Lactobacillus rhamnosus, Lactobacillus bulgaricus, Enterococcus faecium, Streptococcus thermophilus, y otros, que fermentan la leche y mejoran su digestibilidad y duración.

El yogur se utiliza para la restauración de las bacterias normales en el intestino después de la terapia con antibióticos y para el tratamiento la diarrea aguda en niños. También para prevenir las infecciones de levadura vaginal y bacterias, y la prevención de infecciones del tracto urinario.

Algunas personas usan el yogur para la intolerancia a la lactosa, para tratar el colesterol alto y el control del Helicobacter pylori, así como para la prevención del cáncer colorrectal y las quemaduras solares. Se recomienda para el tratamiento de las levaduras vaginales mediante aplicación local y para las infecciones en el embarazo.

Bífidus bacterias

Antes las *Bifidobacterium* eran denominadas colectivamente "*Lactobacillus bifidus*".

La fermentación mediante *Lactobacillus Bífidus* ("Bios-Activios") y el *L-Casei* o *Lactobacillus Casei* (entre otros), proporcionan cualidades similares al yogur tradicional, con la diferencia de que estas bacterias ya están presentes de forma natural en la boca y en el intestino.

Las **Bifidobacterium** es un género de bacterias gran-positivas, anaeróbicas, que forman parte importante en la flora saprofita del colon. Ayudan en la digestión, y están asociadas con una menor incidencia de alergias. Las cepas bacterianas bifidus y L-acidophilus crecen naturalmente en el aparato digestivo humano, pero los antibióticos y algunas condiciones intestinales han roto ese equilibrio natural de las bacterias y causan perturbaciones al aparato digestivo.

Sin embargo, su ingestión externa no está exenta de inconvenientes, a saber:

Compiten con las bacterias intestinales saprofitas, aquellas que habitualmente viven en nuestro organismo. Al tratarse de bacterias foráneas, tienden a desplazar a las naturales y les roban nutrientes, espacio y oxígeno. Con el tiempo, el sistema inmunitario se desequilibra en lugar de mejorar.

Cuando se analizó la orina de las personas que habitualmente consumen yogures o probióticos –y más aún con los casei o bífidus-, se encontraron metabolitos que modificaban la expresión genética bacteriana intestinal, ocasionando cambios en los marcadores metabólicos, especialmente en aquellos relacionados con el procesamiento de los carbohidratos.

Si bien en circunstancias especiales, como un tratamiento prolongado con antibióticos, puede aconsejarse su consumo, los resultados muestran que los alimentos probióticos o bio podrían cambiar los microbiomas intestinales de alguna manera sutil y compleja que obliga a no aconsejar su consumo.

Otros efectos secundarios contrastados son:

Malestar estomacal leve, distensión abdominal y flatulencia al iniciar por primera vez la toma de suplementos probióticos.

Diarrea por el consumo cotidiano.

Sensación de ardor en el área vaginal después de ingerir tabletas de acidophilus.

Estreñimiento o heces duras.

Reacciones alérgicas con dificultad para respirar o erupción pruriginosa.

Contraindicaciones:

Si tiene válvulas cardiacas artificiales, no debe tomar cualquier l-acidophilus debido a la posibilidad de infecciones bacterianas.

También debe evitar l-acidophilus si tiene un sistema inmunitario debilitado, o está tomando inmuno-supresores, lo mismo que si ha tenido cirugía reciente de intestino o daño intestinal.

PLANTAS MEDICINALES

Su consumo cotidiano está aconsejado en cualquier circunstancia, incluso aunque se estén tomando medicamentos.

Tomillo

Thymus vulgaris

Botánica:

Arbusto pequeño de estatura no superior a los 25 cm. y el doble de anchura, que crece espontáneamente por laderas y terrenos aparentemente áridos y pedregosos, aunque debe estar bien drenado y rico en cal. Perteneciente a la familia de las Labiadas, tiene hojas grisáceas y flores rosadas o violáceas que brotan en verano.

Recolección:

Para plantarlo deberemos buscar un terreno arenoso, cubrirlo y trasplantarlo posteriormente al lugar definitivo en la época de calor. Si dividimos las raíces o utilizamos esquejes, estos deberán tener unos 5 cm y contener alguna yema del tallo original.

Partes utilizadas:

Las flores se recogen de junio a agosto en tiempo soleado y seco.

Composición:

Linalol, terpineol, timol, geraniol, carvacrol, flavonoides y ácidos fenólicos.

Usos medicinales:

Es el mejor antibiótico natural disponible. Es estimulante, balsámico y carminativo. Eficaz en infecciones de vías respiratorias, especialmente amigdalitis, enfisema, bronquitis y tos irritativa. Insuficiencia biliar, digestiones lentas, gases intestinales, parásitos y falta de apetito. Estimulante nervioso y cerebral, cansancio. Externamente para curar infecciones de piel, vaginitis, estomatitis y contra la caída del cabello.

Otros usos:

Es el antibiótico de elección en la homeopatía, reforzando incluso el sistema inmunitario e impidiendo las recidivas. En cuanto al H. Pylori, respeta su integridad y presencia, pero regulariza sus funciones impidiendo que se malignice.

Jengibre

Zingiber officinale

Descripción

El nombre botánico de la planta se cree que se deriva del sáncrito *singabera* que significa "en forma de cuerno," una característica física que el jengibre refleja.

La carne del rizoma de jengibre puede ser de color amarillo, blanco o rojo, dependiendo de la variedad. Se cubre con una piel de color marrón que puede ser o bien gruesa o delgada, dependiendo de si la planta se recogió cuando era madura o joven. El rizoma de jengibre es de textura estriada y un sabor que es aromático, picante y caliente.

Beneficios para la salud

Históricamente, el jengibre tiene una larga tradición de ser muy eficaz en el alivio de los síntomas de malestar gastrointestinal. En la medicina herbal, es considerado como un excelente carminativo (que promueve la eliminación de los gases intestinales) y espasmolítico intestinal (que relaja y alivia el tracto intestinal).

La investigación científica moderna ha revelado que el jengibre posee numerosas propiedades terapéuticas, incluyendo efectos antioxidantes y la capacidad de inhibir la formación de compuestos inflamatorios, entre otros muchos efectos.

Tradicionalmente, ha sido utilizado por las medicinas antiguas de la India y Asia, y la gran cantidad de aplicaciones puede dar lugar al escepticismo. Mientras que la medicina química intenta ser selectiva, una enfermedad o un síntoma, la medicina natural aporta una larga serie de utilidades a cualquiera de sus productos. Esto se debe a la gran complejidad de los alimentos y plantas medicinales, en comparación con las sencillas moléculas de los medicamentos. Además y esto es importante resaltarlo, los productos naturales al ser biológicos conservan íntegra su información, mientras que los medicamentos carecen de ella. El organismo humano, por tanto, reconoce lo que le es propio, y lo incorpora rápidamente al sistema orgánico. Se estable una simbiosis y no un rechazo.

Formas disponibles

El jengibre se puede consumir como raíz fresca o seca, o por la destilación de vapor del aceite en la raíz. También lo podemos encontrar en extracto, tintura, cápsulas, y aceites. La raíz fresca del jengibre también puede ser preparada como un té. Como especia de cocina se puede encontrar en una variedad de alimentos y bebidas, incluyendo el pan de jengibre, galletas de jengibre, bebidas, plumcake...

Los extractos alcohólicos y el polvo de raíz fresca de jengibre e incluso los componentes aislados como gingerol y shogoal inhiben, in vitro, el H. pylori.

Propiedades

Aromático, de sabor intensamente acre y picante, pero que deja dulzura en el estómago en pocos minutos, el jengibre agrega un sabor especial a las patatas fritas, a los guisos de sopas y legumbres e incluso a muchos platos de frutas y hortalizas.

El jengibre es una hierba estimulante y anti-inflamatoria y numerosos estudios se han realizado comparando el jengibre con la aspirina para aliviar el dolor. No sólo jengibre requiere una dosis menor para el alivio del dolor mismo, sino que lo hace sin efectos secundarios.

Un estudio trata de la actividad **antimicrobiana** del Zingiber Officinale por su contenido en alcaloides, saponinas, taninos, flavonoides y terpenoides. Su actividad fue probada contra nueve microorganismos que causan varias enfermedades en el humano.

Las propiedades **antiinflamatorias** del jengibre han sido conocidas y estimadas durante siglos.

El descubrimiento original de los efectos inhibitorios del jengibre en la biosíntesis del prostaglandinas en años

1970 ha sido repetidamente considerado, con una eficacia similar a los medicamentos no esteroideos.

Alivio gastrointestinal

Una clave para el éxito del jengibre en la eliminación de molestias gastrointestinales se demostró en estudios doble ciego, con efectos en la prevención y tratamiento de los síntomas del mareo. De hecho, en un estudio, el jengibre ha demostrado ser muy superior a los fármacos más populares, como la Biodramina, pero no induce al sueño. El jengibre reduce todos los síntomas asociados con la enfermedad del movimiento incluyendo mareos, náuseas, vómitos y sudoración fría.

Acción estímulo inmunológico

El jengibre no sólo se usa para entrar en calor en un día frío, sino que puede ayudar a promover una sudoración saludable, que a menudo es útil durante los resfriados y gripes.

Un buen sudor puede hacer mucho más que simplemente ayudar a la desintoxicación. Investigadores alemanes han descubierto recientemente que el sudor contiene un potente agente para combatir los gérmenes que pueden ayudar a combatir las infecciones. Los investigadores han aislado el gen responsable del sudor y la proteína que lo produce, que han llamado *dermicidin.*

Este elemento es fabricado en las glándulas sudoríparas del cuerpo, y excreta por el sudor y es transportado a la superficie de la piel donde proporciona protección contra los microorganismos invasores, incluyendo bacterias tales como E. coli, Staphylococcus aureus y hongos, incluyendo Candida albicans.

El jengibre es tan concentrado en sustancias activas, que no es necesario usar mucho para recibir sus efectos beneficiosos, aunque las personas que lo consumían frecuentemente manifestaron un alivio más rápido y mejor.

Colon irritable

El jengibre también calma el estómago y ayuda a la digestión, por lo que por esta razón, es adecuado para los síntomas relacionados con el síndrome del intestino irritable (IBS).

Cáncer Colorrectal

Los *gingeroles*, los principales componentes activos en jengibre y responsables de su sabor distintivo, también pueden inhibir el crecimiento de las células humanas del cáncer colorrectal, según las pruebas que se llevaron a cabo en Phoenix. En este estudio, investigadores de la Universidad Hormel de Minnesota demostraron su efecto beneficioso.

La profesora Ann Bode señaló: "Estos resultados sugieren que los compuestos del jengibre pueden ser un quimiopreventivo efectivo y/o agentes quimioterapéuticos para los carcinomas colorrectales."

Las expectativas sobre si era posible frenar una metástasis de un tumor inoperable mediante la ingestión de jengibre podrían parecer muy optimistas, pero los experimentos en la Universidad de Minnesota sugieren fuertemente que es posible. La Universidad ya ha solicitado una patente sobre el uso del (6)-gingerol como un agente anti-cáncer.

Precauciones

Los efectos secundarios del jengibre son raros, pero si se toma en dosis altas puede causar ardor de estómago leve, diarrea e irritación de la boca. Se pueden evitar algunos de los efectos secundarios leves de estómago, tales como eructos, ardor de estómago, o malestar estomacal al tomar suplementos de jengibre en cápsulas.

Astrágalo

Astragalus *(Astragalus membranaceus)* Otros nombres: Huang Qi, Bei Qi, Hwanggi, Milk Vetch.

El astrágalo es una planta originaria de Asia cuyo nombre significa "líder amarillo", ya que la raíz es de color amarillo y es considerada como una de las hierbas más importantes de la medicina tradicional china, combinada a menudo con otras hierbas para fortalecer el cuerpo contra las enfermedades.

Botánica:

El astrágalo es una planta perenne, de unos 16 a 36 centímetros de alto, nativa de las regiones del norte y del este de China, así como Mongolia y Corea. Tiene tallos vellosos, con hojas compuestas de 12 a 18 pares de foliolos. La raíz es la parte medicinal, y se adquiere de 4 años de edad.

Partes utilizadas:

La raíz seca.

Composición:

Astragalósido IV y cicloastragenol. Azúcares simples, polisacáridos, saponinas, flavonoides, 21 aminoácidos (entre ellos asparragina, alanina, prolina, arginina, ácido aspártico), riboflavina, ácido fólico, vitamina P, ácidos orgánicos, cumarina, sitosterol, daucosterol, colina y betaína. También isoflavonas, hierro, manganeso, cinc, rubidio y selenio.

Usos medicinales:

La investigación reciente en China sugiere que, dado que el astrágalo es un antioxidante, puede ayudar a las personas con formas graves de enfermedad cardiaca, aliviar los síntomas y mejorar la función del corazón.

También puede ser un diurético suave y se comporta como un adaptógeno, una sustancia que ayuda a proteger el cuerpo contra varios tipos de estrés, incluyendo físicos, mentales, patógenos o ambientales.

Contiene antioxidantes, que protegen a las células contra el daño causado por los radicales libres, subproductos de la energía celular, ayudando a proteger el cuerpo contra enfermedades como el cáncer y la diabetes.

Se utiliza para proteger y apoyar el sistema inmunológico, para la prevención de los resfriados e infecciones respiratorias, reducir la presión arterial, y para proteger el hígado.

Tiene propiedades antibacterianas y antiinflamatorias y también de forma tópica en la piel de las heridas. Además, los estudios han demostrado que tiene propiedades antivirales.

En los Estados Unidos, los investigadores han analizado el astrágalo como un posible tratamiento para las personas cuyo sistema inmunitario se encuentra debilitado por la quimioterapia o la radiación.

En estos estudios, los suplementos de astrágalo parece ayudar a las personas a recuperarse más rápido y vivir más tiempo. La investigación sobre el uso de astrágalo para las personas con SIDA ha tenido resultados mixtos.

Acción sobre los telómeros:

Comercializado con el nombre de TA-65 ®, el extracto de astrágalo se anuncia como un activador de la telomerasa. Según sus creadores, el TA-65 se convierte en el gen *hTERT* que activa la enzima telomerasa que puede alargar los telómeros. El compuesto TA-65 y la molécula relacionada TAT2 (Cycloastragenol) se han aislado de la raíz mediante un proceso denominado glicoconjugación que le confiere, según sus vendedores, mayor eficacia que el extracto puro de astrágalo.

En resumen:

Adaptógeno: protege el cuerpo contra el estrés y la enfermedad.

Anemia: Un estudio reciente sugiere que puede mejorar los recuentos de sangre en personas con anemia aplásica.

Resfriados y gripe: En la medicina tradicional china, el astrágalo se utiliza como parte de una combinación de hierbas para prevenir o tratar los resfriados. Las pruebas en animales sugieren que puede actuar contra los virus de los resfriados.

Diabetes: Parece que el astrágalo disminuye el azúcar en la sangre.

Fatiga o falta de apetito por la quimioterapia: Algunos estudios sugieren que el astrágalo puede ayudar a reducir los efectos secundarios de la quimioterapia.

Enfermedades del corazón: El astrágalo puede actuar como antioxidante y ayuda a tratar enfermedades del corazón.

Hepatitis: Una combinación de hierbas que contienen astrágalo para tratar la hepatitis ha proporcionado resultados mixtos.

Enfermedad renal: Puede ayudar a proteger los riñones y a tratar la enfermedad renal, aunque la investigación es preliminar.

Alergias estacionales: Puede ayudar a reducir los síntomas en las personas que tienen rinitis alérgica o fiebre del heno.

Precauciones:

A las dosis recomendadas, el astrágalo no tiene efectos secundarios graves y, en general se puede utilizar con seguridad.

Dosis altas pueden interferir en el sistema inmune.

No se debe dar el astrágalo a un niño con fiebre porque la hierba puede hacer que la fiebre dure más o sea más fuerte.

No hay mucha evidencia acerca de si el astrágalo es seguro para las mujeres que están amamantando.

Interacciones posibles:

Con medicamentos que suprimen el sistema inmune, como la ciclofosfamida.

Enfermedades autoinmunes como artritis reumatoide o lupus.

Litio. El Astrágalo puede hacer que sea más difícil para el cuerpo deshacerse del litio medicamentoso, ocasionando intoxicaciones.

MASTA

Pistacia lentiscus

Se trata de un arbusto siempre verde de 1 a 5 m de altura, con un fuerte olor a resina, que crece en los matorrales secos y pedregosos.

Anteriormente se empleó como goma de mascar y de su látex se elabora una goma aromática llamada almáciga, usada en odontología y para hacer barnices. También se utiliza para aromatizar licores.

Usos medicinales:

Utilizado en problemas catarrales pulmonares, para la gota y reumatismo.

Contra la diarrea, gonorrea y leucorrea.

En lociones externas contra las heridas con hemorragias o picaduras de insectos.

Usado como anestésico para los dolores de muelas.

Para controlar el crecimiento del H. pylori y mitigar sus efectos gástricos. Las pruebas de heces demuestran una disminución de la bacteria después de dos semanas de tratamiento.

En los estudios in vitro se ha demostrado que es eficaz contra al menos siete cepas de Helicobacter pylori, y en los ensayos con humanos las pruebas de aliento de urea dan resultados óptimos.

Las últimas experiencias ven la posibilidad de actuar contra el H. pylori simplemente mascando chicle elaborado con la planta.

Efectos secundarios:

En pacientes sensibles, puede darse casos de intolerancia gástrica.

Regaliz

Glycyrrhiza glabra

Botánica:

Denominado también como *Paloluz*, se trata de una planta vivaz de las Leguminosas Papilionoideas que se puede encontrar en terrenos arcillosos o arenosos. Suele alcanzar el metro y medio de altura y sus hojas segregan un líquido viscoso que se pega al tacto.

Recolección:

Florece en junio y julio.

Partes utilizadas:

Se emplean las raíces.

Composición:

Acido glicirricínico, asparagina, saponinas, flavonoides, azúcares y estrógenos.

Usos medicinales:

Pectoral, balsámico, suavizante de la mucosa gástrica, antiácido y anorexígeno. Es eficaz para tratar las afecciones broncopulmonares, gripe, catarros y tos, por su efecto suavizante de las mucosas.

Posee un marcado efecto antiácido y antiulceroso, así como antiespasmódico. Se emplea también como regulador del apetito excesivo, como diurético y para estimular la producción de hormonas suprarrenales. Se le considera un depurativo moderado en las enfermedades de la piel, en la colitis y se usa frecuentemente para quitar el mal aliento y desinfectar la boca. Es ligeramente laxante e hipertensor.

Las infusiones no son la manera más adecuada de utilizarlo ya que el calor anula parte de sus efectos y es mejor masticar las raíces secas.

Otros usos:

El regaliz tiene una acción antiinflamatoria, inhibe la producción del PGE2 y aumenta la producción de la mucosidad estomacal, el tiempo de vida de las células epiteliales del estómago e inhibe la secreción del pepsinógeno. El ácido glicirrético bloquea parcialmente la degradación de las hormonas suprarrenales particularmente del cortisol. De este hecho, prolonga sus efectos biológicos en el hombre. In vitro, el extracto hidroalcohólico de Regaliz inhibe las cepas de H. pylori con una concentración mínima inhibitoria (CMI) de 50 a 400 mg / ml.

Puede emplearse como un estrógeno natural. Mejora el herpes, las hepatitis y las cirrosis.

Toxicidad:

No tiene toxicidad en tratamientos cortos. No administrar en el embarazo, diabéticos, cardiópatas, ni en los hipertensos.

Uña de gato

Uncaria tomentosa

Botánica:

Liana gigantesca que crece en selvas húmedas de Perú y que enredada en los árboles puede subir hasta los 20 metros. Tiene tallos espinosos que adoptan una forma similar a las uñas de los gatos.

Composición:

Isopteropodina, taninos catéquicos, polifenoles, mitrafilina, hirsutina e Isopteropodina-Aloisomérica.

Usos medicinales:

Inflamaciones en general, artritis reumatoide, cistitis, úlceras gástricas. Infecciones víricas, enfermedades autoinmunes. Se le reconocen, especialmente, importantes acciones sobre el sistema inmunitario y en el aumento de los leucocitos. Los últimos estudios demuestran efectos benéficos en la mitosis celular y retrasa o impide la implantación de células tumorales.

Otros usos:

Cáncer, especialmente en presencia o riesgo de metástasis. Herpes, envejecimiento. Se le han encontrado efectos intensos en la mejora del Alzheimer, especialmente unida al Ginkgo Biloba y al Romero.

Toxicidad:

Puede ocasionar trastornos digestivos. No emplear durante el embarazo o la lactancia por la presencia de alcaloides.

Ajo

Allium sativum

Botánica:

Es una planta bulbosa de aproximadamente un metro de altura, cuya raíz es un bulbo compuesto de 8 o 10 partes. Las flores son blancas y están mezcladas con bulbillos violáceos. Pertenece a las Liliáceas y puede alcanzar los setenta centímetros de altura.

Originario de Asia central, se usa en toda Europa, en la India y en China, aunque todavía existen muchos prejuicios contra él. Pertenece a la familia de los tubérculos y está relacionado con la cebolla. Sus hojas son verdes, planas, de filos lisos y suaves, con flores blancas o teñidas de rosa.

Recolección:

Se desentierran las cabezas cuando la hoja empieza a marchitarse, aproximadamente en el mes de septiembre. Se almacena en sitio fresco y seco. Hay que consumirlo con su piel, duros, bien secos y con el color blanco. Su carne debe ser jugosa, de olor intenso pero agradable.

Partes utilizadas:

Se emplea el bulbo turgente y bien maduro.

Composición:

Un enzima como la aliinasa, inulina, aceite esencial con aliicina que se transforma en disulfuro de alilo y vitaminas A, B, C y nicotinamida. También hierro, fósforo, calcio, proteínas y carbohidratos.

Usos medicinales:

Es antiséptico, balsámico, antihelmíntico, hipotensor y diurético. Se le reconocen propiedades como rejuvenecedor y restaurador arterial. A pesar de que sus acciones han sido demostradas en repetidas ocasiones por los mejores investigadores, el uso del ajo sigue estando muy limitado a sus aplicaciones culinarias. En el mercado de la herbodietética existen perlas a base de su aceite o incluso con ajo puro pulverizado y seco, las cuales nos pueden servir para utilizarlo con eficacia sin que notemos su profundo olor en el aliento.

Su mejor aplicación es para la arteriosclerosis, los zumbidos de oído, la hipertensión arterial y la pérdida de memoria en la vejez. Es eficaz también por su efecto antibiótico en las enfermedades del aparato bronquial, ya que al eliminarse por el aliento ejerce un efecto local muy poderoso como bactericida.

Se le reconocen propiedades contra el cáncer. Mejora también la diabetes, la gripe y los enfriamientos, teniendo en estos casos un efecto bactericida potente.

Elimina los parásitos intestinales, previene la trombosis y alivia la claudicación intermitente.

Otros usos:

Su jugo neutraliza el veneno de los insectos. Aplicado directamente en el diente dolorido calma el malestar, lo mismo que si lo introducimos en la oreja en casos de otitis. Mezclado con los alimentos fomenta la puesta de huevos de las gallinas.

Se le reconocen propiedades contra el cáncer, estimula el sistema inmunológico y ayuda a reducir los ataques de asma alérgica, recomendándose para el tratamiento del SIDA.

Para evitar el mal aliento por su consumo es útil masticar perejil o hinojo.

Toxicidad:

No tiene toxicidad pero su tolerancia gástrica es mala.

No debe ser consumido por las mujeres lactantes ya que provoca cólicos en los bebés.

Por sus propiedades anticoagulantes debe evitarse su consumo por personas que estén con tratamiento médico con estos medicamentos.

Otras plantas

Algunas isoflavonas inhiben el crecimiento del H. pylori. Esta acción es menos importante que su acción estrogénica lo que limita su utilización de manera estandarizada. Se encuentran en el **regaliz**, alfalfa y cimífuga.

El Cranberry, el **arándano agrio**, ejerce una acción antiinfecciosa y permite una mejor absorción de vitamina B12 en las gastritis atróficas. Los polisacáridos de alto peso molecular del Arándano agrio inhiben la adhesión del H. pylori sobre la mucosidad gástrica humana.

La **manzanilla romana** muestra en un meta-análisis una disminución neta de la dispepsia y de la acidez estomacal. Su acción antiinflamatoria local es bien conocida y ha sido comparada con los inhibidores de la bomba de protón. Su aceite esencial mostró una inhibición in vitro del Helicobacter.

La **Genciana** (*Gentiana lutea*) que contiene triterpenos y xantonas presenta una acción antiinflamatoria directa sobre la mucosa del estómago. También por las xantonas una acción antiestrés y antidepresiva muy útil en las problemáticas del estómago. Se puede emplear en extracto alcohólico.

El **lúpulo** (*Humulus lupulus*), parece tener un efecto apaciguante sobre el estómago. Su modo de acción no está determinado y podría tratarse de una acción próxima a las plantas estrogénicas.

Ciertas plantas como **Avena** sativa y el jengibre actuarían a través de un aumento de la grelina.

OTROS REMEDIOS

La **miel Manuka** proviene de Nueva Zelanda, donde los apicultores establecen sus colmenas en zonas silvestres donde crecen arbustos Manuka. Una solución al 5% de "Manuka Honey" ha funcionado bien in vitro para curar la infección por el H. pylori y en afecciones condiciones fúngicas de la piel, incluyendo dermatofitos, y esta acción es igual por vía interna.

Azufre orgánico. El consumo regular de remedios que contienen azufre, tales como ajo, cebolla, o MSM se supone que es útil para los síntomas de H. pylori, según algunos estudios.

Aportaciones similares se hacen para el consumo regular de la **canela,** grandes cantidades de **vitamina C**, así como el **aceite de coco**, o alimentos picantes, en particular el consumo de **capsaicin**a derivada del pimiento picante (chile). Todos habían demostrado que inhiben el Helicobacter pylori en diversas pruebas. La **vitamina C** natural provoca una disminución de los riesgos de precancerización de los tejidos del estómago.

Los **probióticos** y los bifidus, aunque no son un elemento curativo en sí mismos, son una adición importante a cualquier tratamiento contra la infección por H. pylori, así como para contrarrestar los dolores de cabeza, náuseas matutinsa, o general, la dispepsia asociada con una acidez del estómago, sola o después de la terapia con antibióticos. No obstante, no a todo el mundo le sientan bien.

Bismuto

Se trata de un remedio opcional en el tratamiento del H. pylori, aunque es esta ocasión prefiramos la opción homeopática a la 9 CH unido al cobre.

El principal uso del bismuto está en la manufactura de aleaciones de bajo punto de fusión, que se emplean para rociadoras automáticas, soldaduras especiales, sellos de seguridad para cilindros de gas comprimido y en apagadores automáticos de calentadores de agua eléctricos y de gas. Algunas aleaciones de bismuto que se expanden al congelarse se utilizan en fundición y tipos metálicos. Otra aplicación importante es la manufactura de compuestos farmacéuticos.

Este oligoelemento fue ampliamente utilizado por la medicina química durante los años 60 a 70 mezclado con otros antibióticos, lo que dio lugar a numerosos casos de intoxicación con anemias graves, diarreas incontrolables por alteración de la flora intestinal y erupciones dérmicas. Se suprimió entonces de cualquier preparado farmacéutico sin tener en cuenta otras opiniones que avalaban su eficacia y que relataban su uso eficaz en numerosas afecciones. Como en otros tantos productos químicos, el secreto estaba en la dosis y su toxicidad en la sobredosis.

En medicina homeopática es un extraordinario aliado para combatir las enfermedades de garganta, especialmente la amigdalitis, llegando a solucionarlas sin necesidad de antibióticos. También ejerce un estupendo efecto como preventivo, ya que con el uso diario la amígdala recupera poco a poco su tamaño normal y se evita su extirpación. Se utiliza en solución homeopática a diluciones entre la 4CH y la 9CH, pudiendo ser empleado también en gastroenteritis e infecciones gástricas.

Sulforafano

Se trata de un elemento químico presente en los brotes del brécol, así como en otras verduras en la familia de la col, coles de Bruselas, coliflor, y col rizada. La actividad antiácida de estas verduras desaparece con la cocción.

El sulforafano es un compuesto que se comienza a emplear para inhibir extracelular e intracelularmente a las bacterias que son resistentes a los antibióticos.

Usos terapéuticos:

El consumo habitual de las verduras de la familia de la col se asocia con un riesgo reducido de cáncer, especialmente el de seno, próstata, pulmón, estómago, colon, y recto.

Su eficacia como suplemento dietético en el H. pylori aún no está clara, pero se recomienda el consumo de estas verduras. .

Según Johns Hopkins, "Las acciones duales del sulforafano en la inhibición de las infecciones por H. pylori y el cáncer de estómago, son prometedoras". La investigación posterior mostró que, si bien el consumo de una dosis diaria de cápsulas de brotes de brócoli reducía los niveles de Helicobacter pylori en más de un 40%, volvía a estar activo 2 meses después de suspender el tratamiento.

Grelina

La **ghrelina** es un polipéptido orexígeno, secretado en su mayor parte por el estómago y a menor grado por el intestino, el páncreas, el riñón, el hipotálamo y la hipófisis. Acelera el vaciado gástrico y el tránsito y es capaz de evitar un íleo gástrico postoperatorio. Las infecciones de H. pylori, están asociadas con una reducción del índice de grelina circulante independientemente del sexo. Este polipéptido aumenta el apetito, lo que por supuesto es interesante en las personas afectadas crónicamente por un H. pylori, pero está contraindicado en la obesidad.

AYUDAS A LA DIGESTIÓN

La baja acidez estomacal -independiente de la infección por H. pylori- puede ser un factor que desencadene dolores de cabeza, fatiga crónica, alergias, asma, dolores inespecíficos, artrosis, osteoporosis y otros trastornos del metabolismo del calcio.

Muchas de estas quejas son subsanables por la normalización de la acidez del estómago. La observación clínica informa de que incluso varios tipos no gástricos de cánceres podrían evitarse, si hubiera niveles normales de ácido.

Ácido glutámico + betaína + pepsina

Estos nutrientes unidos proporcionan los adecuados niveles de ácido estomacal, y pueden ser empleados junto con las comidas habituales.

También se pueden unir a tomas pequeñas de **zumo de limón** y vinagre de manzana.

La **bromelina**, conocida por su apoyo anti-inflamatorio y digestivo, puede ser otro recurso de tratamiento para ayudar a un ambiente ácido del estómago bajo -con o sin reflujo-, pero sobre todo cuando está presente la bacteria, siempre que no existan contraindicaciones por su leve efecto anticoagulante. La piña posee cantidades apreciables de esta enzima.

Aceites esenciales

El tratamiento de la infección con aceites esenciales proporciona buenos resultados en cuatro meses, pues lucha contra la infección o las recidivas.

Los más empleados son:

Tomillo, orégano, canela, clavo.

También se emplean manzanilla y **jengibre** (antiespasmódicos) y artemisa.

Ciertos aceites esenciales ricos en monoterpenos como el hinojo o la **Salvia**, ejercen una acción cicatrizante.

Varios aceites esenciales como la **menta** piperita y esencia de limón, mostraron in vitro una inhibición neta de la proliferación del HP.